Taurin

1. Auflage November 2023

Lektorat: Christine Neuhaus
Umschlaggestaltung, Satz und Layout:
Karas Grafik, Wien

ISBN: 978-3-86445-965-8

Gerne senden wir Ihnen unser Verlagsverzeichnis.
Kopp Verlag
Bertha-Benz-Straße 10
D-72108 Rottenburg
E-Mail: info@kopp-verlag.de
Tel.: (0 74 72) 98 06–10
Fax: (0 74 72) 98 06–11

Unser Buchprogramm finden Sie auch im Internet unter:
www.kopp-verlag.de

Dr. Günter Harnisch

TAURIN

DER STOFF FÜR MEHR ENERGIE UND EIN EXTRA LANGES LEBEN

Neueste Forschungsergebnisse und Tipps zur praktischen Anwendung

KOPP VERLAG

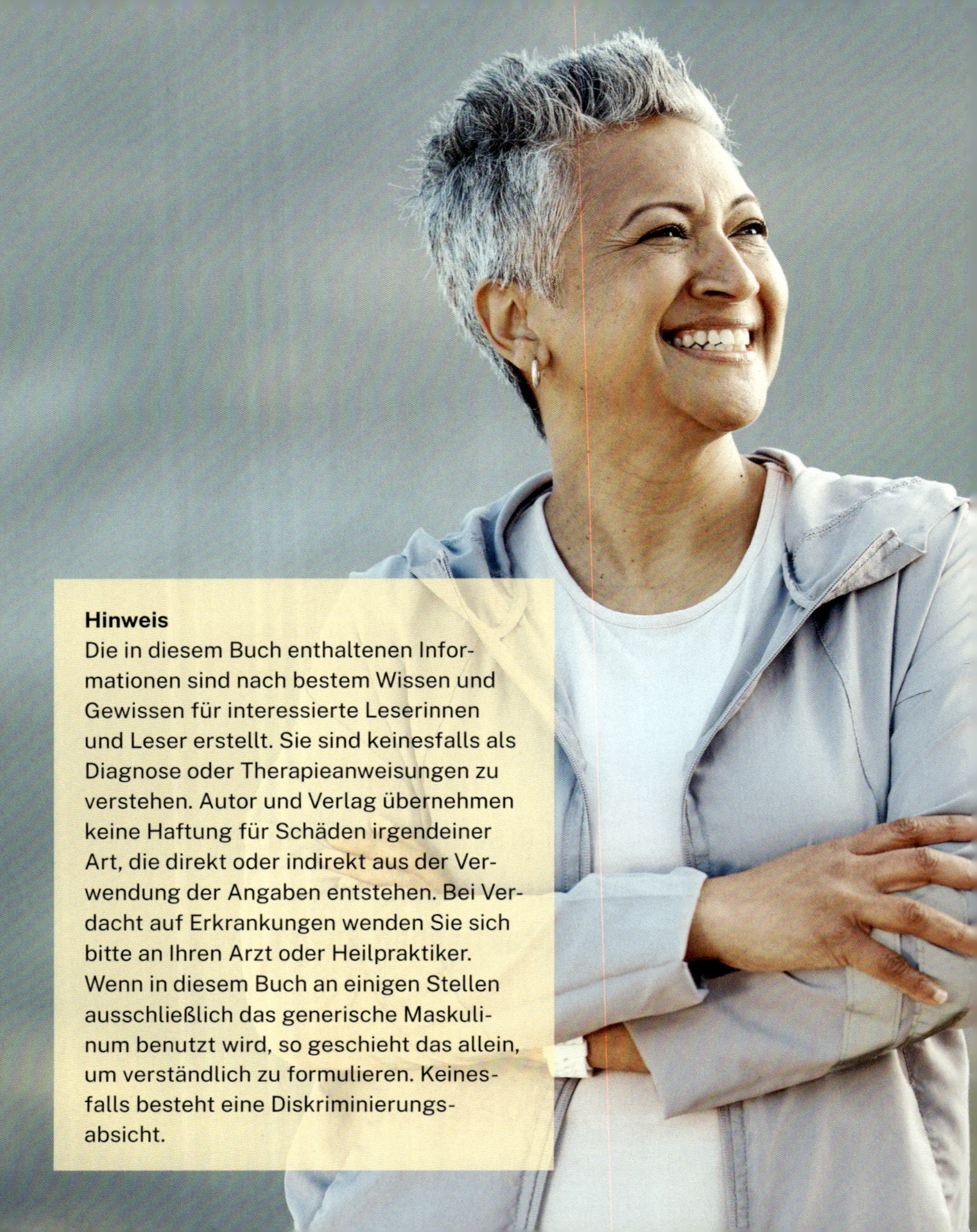

Hinweis
Die in diesem Buch enthaltenen Informationen sind nach bestem Wissen und Gewissen für interessierte Leserinnen und Leser erstellt. Sie sind keinesfalls als Diagnose oder Therapieanweisungen zu verstehen. Autor und Verlag übernehmen keine Haftung für Schäden irgendeiner Art, die direkt oder indirekt aus der Verwendung der Angaben entstehen. Bei Verdacht auf Erkrankungen wenden Sie sich bitte an Ihren Arzt oder Heilpraktiker. Wenn in diesem Buch an einigen Stellen ausschließlich das generische Maskulinum benutzt wird, so geschieht das allein, um verständlich zu formulieren. Keinesfalls besteht eine Diskriminierungsabsicht.

DAS BUCH

Der Wunsch des Menschen, das Altern hinauszuschieben, um möglichst lange jung zu bleiben, geht gerade in Erfüllung.

Neueste Ergebnisse aus der Forschung zeigen: Taurin, eine Aminosulfonsäure, kann das Leben von Affen um bis zu 25 Prozent verlängern. Bei voller Gesundheit. Ohne die typischen Alterserkrankungen. Affen sind unsere nächsten Nachbarn im Stammbaum der Entwicklung des Lebens. Was bei ihnen gelingt, sollte auch beim Menschen möglich sein.

Das Buch zeigt, wie eine einfache Pille das menschliche Leben um rund 20 Jahre verlängern kann. Die Lebenskraft bleibt dabei voll erhalten. Dazu erfahren Sie, was die Forschung bisher herausgefunden hat, aber auch, welche Fragen weiter rätselhaft bleiben. Die Anwendung des Mittels als Nahrungsergänzungsmittel rückt ins Blickfeld. Heilungsbeispiele geben einen eindrucksvollen Einblick über die Einsatzmöglichkeiten von Taurin. Kein Zweifel: Die Pille für ein sehr langes, gesundes Leben wird ihren Weg zu den Menschen finden.

Taurin – Der Stoff für mehr Energie und ein extra langes Leben ist das erste Buch zum Thema in deutscher Sprache!

INHALT

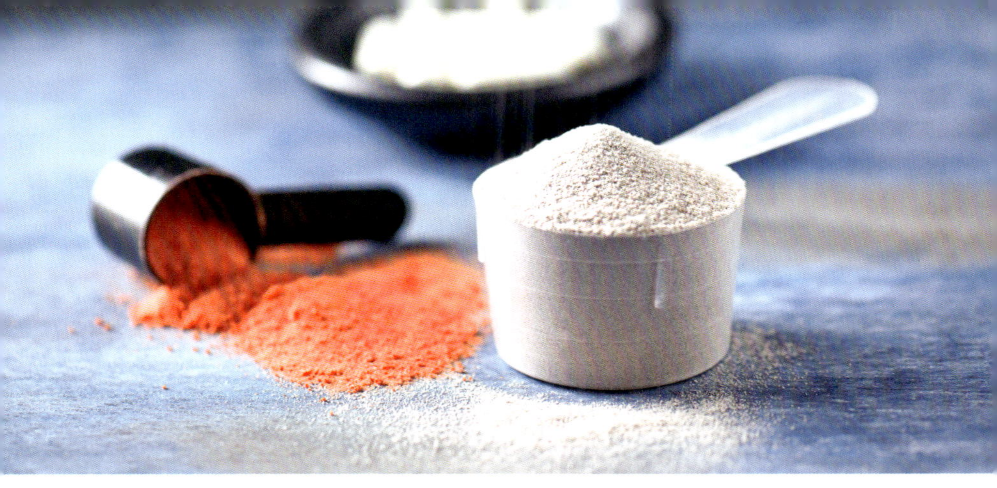

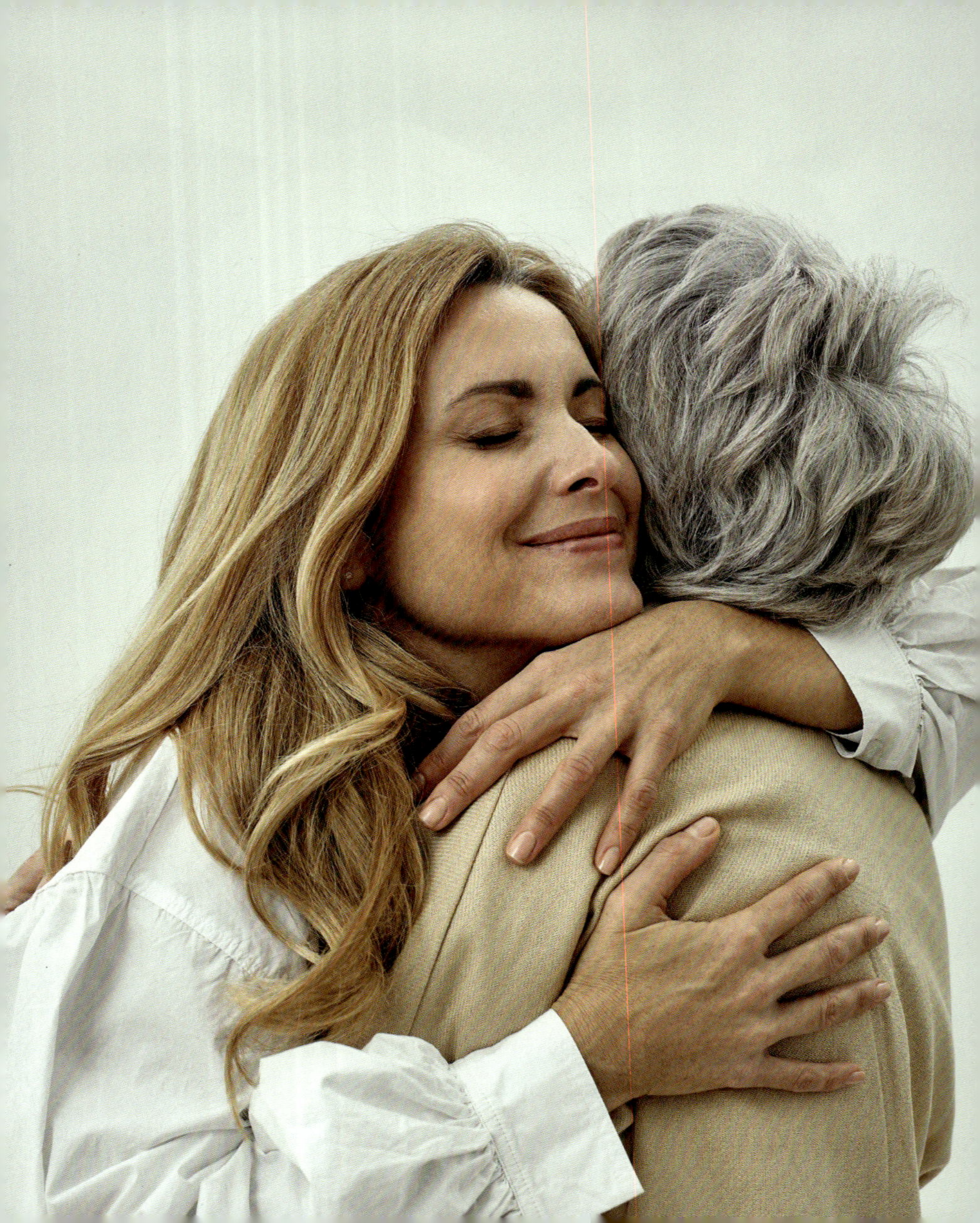

EINLEITUNG

Wird das Altern abgeschafft?

Der Wunsch der Menschen, das Altern hinauszuschieben und dabei dauerhaft jung zu bleiben, ist wahrscheinlich so alt wie die Menschheit selbst. Man stellte sich seine Erfüllung auf unterschiedliche Weise vor: Als einen Jungbrunnen, in den man lahm, alt und gebrechlich auf der einen Seite hineinstieg, um auf der anderen jung, gesund und agil wieder herauszukommen. Oder man dachte sich diese Kraft als geheimnisvolle Speise, als Äpfel. Die Götter aßen davon und blieben ewig jung. Diese Lebenskraft hat viele Namen: Chi heißt sie oder Qi, Prana oder Od wird sie in den unterschiedlichen Kulturen des Ostens und des Westens genannt. Gemeint ist immer die gleiche Kraft, die wir so dringend brauchen und nach der wir uns sehnen.

Inzwischen rückt die Erfüllung des uralten Wunsches in greifbare Nähe. 100 Jahre alt zu werden, ist heute längst keine Seltenheit mehr. Wir werden in diesem Buch dem Geheimnis der Hundertjährigen auf der japanischen Insel Okinawa näherkommen, indem wir die Lebensgewohnheiten der Uralten dort in den Blick nehmen.

Noch vor 500 Jahren wurden die Leute nur knapp 40 Jahre alt. Inzwischen erreichen sie nicht selten das Doppelte. Und 80 Jahre sind längst keine Grenze. Das Durchschnittsalter der Menschen in unserem Kulturkreis erhöht sich laufend. Die moderne Medizin schafft optimale Voraussetzungen für eine längere Lebensdauer.

Auch wenn mehr Lebensjahre nicht automatisch mehr Lebensqualität bedeuten. Sehr alt zu werden, gilt nur dann als erstrebenswert, wenn die hinzugewonnene Zeit als erfülltes Leben empfunden wird. Dazu gehört für meisten Menschen so etwas wie Glück, Gesundheit und ein Leben frei von Gebrechen.

Die Wissenschaft hält eine Lebensdauer von 130 Jahren in absehbarer Zeit für ein realistisches, erreichbares Ziel. Warum sollte eine solche Spanne nicht als Bereicherung erlebbar sein, wenn uns die alterstypischen Gebrechen dabei erspart bleiben?

Die Ziele dieses Buches

Zunächst hatte ich mich dagegen gesträubt, dieses Buch zu schreiben. Ich, selbst in der Altersphase meines Lebens angekommen, fragte mich: Warum sollte ich die Mühe, jeden Tag stundenlang am Computer zu sitzen, noch auf mich nehmen? Mich in der Natur zu bewegen, wäre sicherlich gesünder für meinen Körper. Geschrieben habe ich in meinem Leben genug. Jetzt sind die Jüngeren dran.

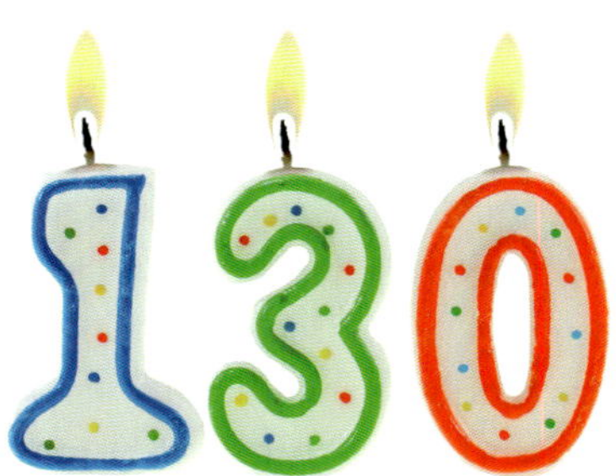

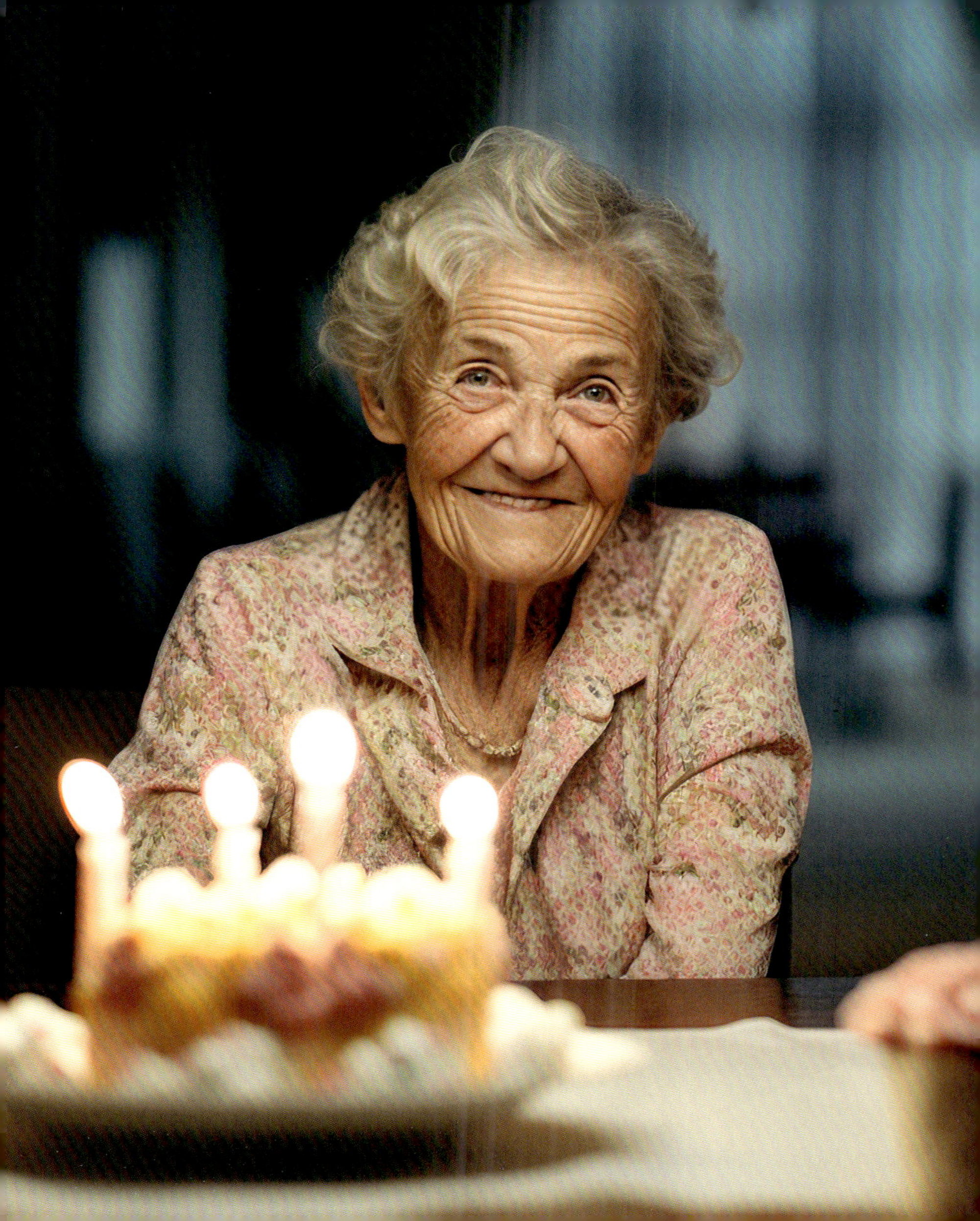

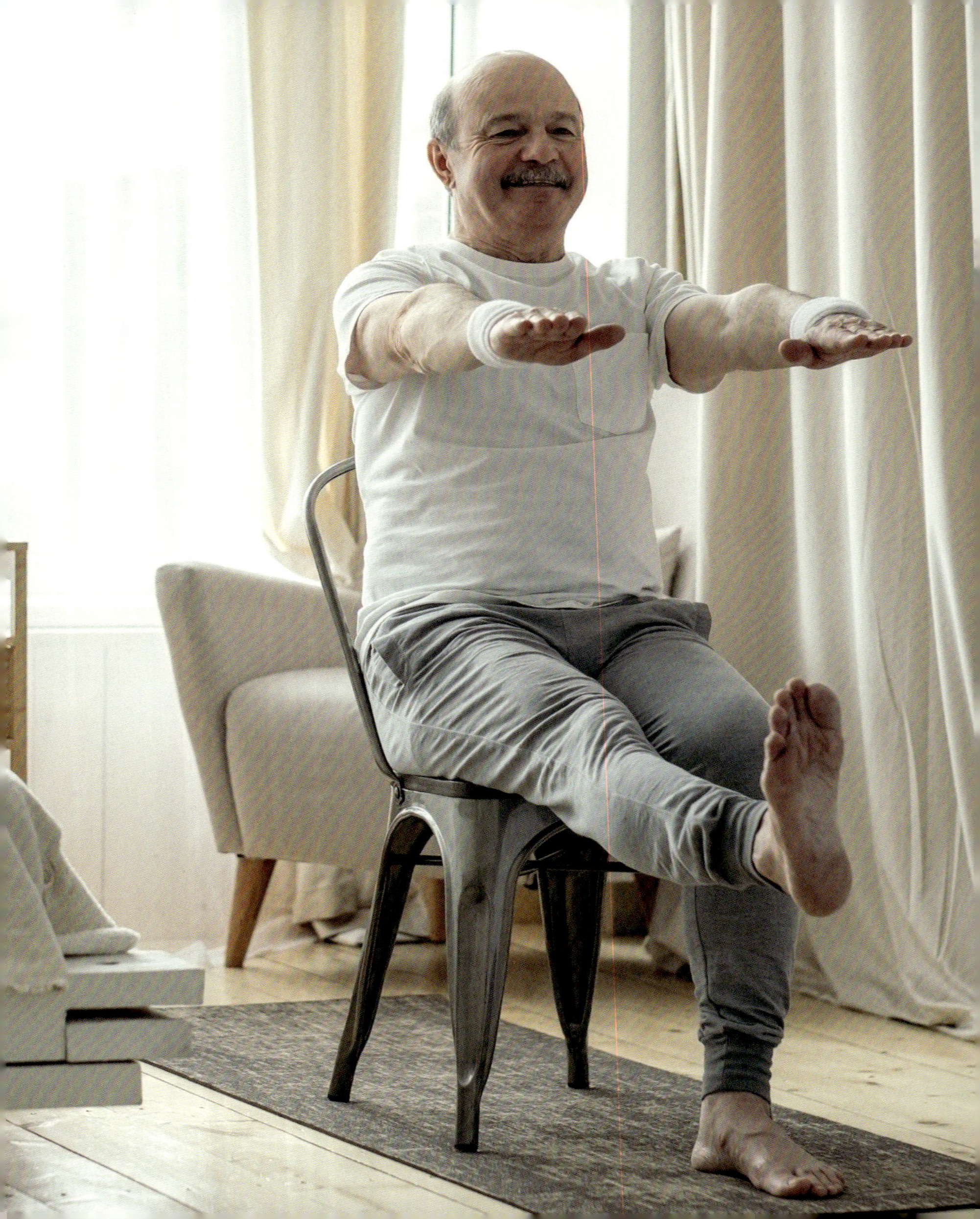

Doch dann nahm der Plan trotz meines inneren Widerstands immer konkretere Gestalt an. Ich begriff, dass ich gerade wegen meines fortgeschrittenen Alters dieses Buch schreiben muss. Wer sonst kennt aus eigenem Erleben, wie es sich anfühlt, jeden Tag ein kleines Stück zu altern, schwächer, gebrechlicher zu werden, kaum spürbar zuerst, doch dann immer deutlicher, unübersehbar. Wer, wenn nicht die Alten, weiß denn schon, wie es sich anfühlt, morgens müde und mit Gelenkschmerzen aufzuwachen und darüber nachzudenken, ob sich das Aufstehen überhaupt noch lohnt.

In dieser Spätphase meines Lebens habe ich selbst erlebt, dass sich die Schwachstellen in Stärken umkehren lassen, dass Frische zurückkehrt, wo sich Müdigkeit endgültig ausbreiten wollte, dass sich Kreativität zurückmeldet und eine tüchtige Portion an Schöpferfreude mit sich bringt. Dafür bin ich unglaublich dankbar. Und ich empfinde es als eine – angenehme – Pflicht, weiterzugeben, was ich selbst erfahren durfte.

Die Lösung des Problems liegt in Taurin, einem einfachen Stoff, den unser Körper sogar selbst herstellen kann. Zumindest teilweise. Jedoch: Im Alter schafft er das nicht mehr in ausreichendem Maße. Unsere Chance liegt darin, ihm diesen Stoff mit der Nahrung, aber auch ergänzend zur Nahrung zuzuführen. Ich bin fest davon überzeugt, dass viele Menschen von Taurin profitieren würden.

Wie das am besten gelingt, habe ich versucht, mit einer Gruppe von Gleichgesinnten herauszufinden. Wir haben die Ergebnisse der Taurinforschung gesichtet und in unserem »Arbeitskreis: gesund leben« erprobt.

In einschlägigen Fachzeitschriften sind bereits etliche Beiträge über Taurin und seine lebensverlängernde Wirkung erschienen. Einige davon beziehen sich auf Studien mit Tieren. Andere untersuchen inzwischen auch die Wirkung des Taurins auf den Menschen. Experten fordern mehr Forschungsarbeiten mit größeren Zahlen an Versuchsteilnehmern. Seit der selbst für Wissenschaftler sensationellen Veröffentlichung einer internationalen, breit angelegten Taurinstudie im Juni 2023 mit den Daten von rund 12 000 Teilnehmern scheint sich der Wunsch der Kritiker zu erfüllen. Dieses Buch berichtet darüber. Insgesamt gesehen steht die Forschung aber noch vor vielen unbeantworteten Fragen.

Weitere Untersuchungen werden folgen – irgendwann. Doch wir wollten nicht warten, bis mehr Langzeitstudien mit Tausenden von Teilnehmern erscheinen. Denn bis dahin können leicht noch 1 oder 2 Jahrzehnte vergehen. Die Menschen brauchen rechtzeitig

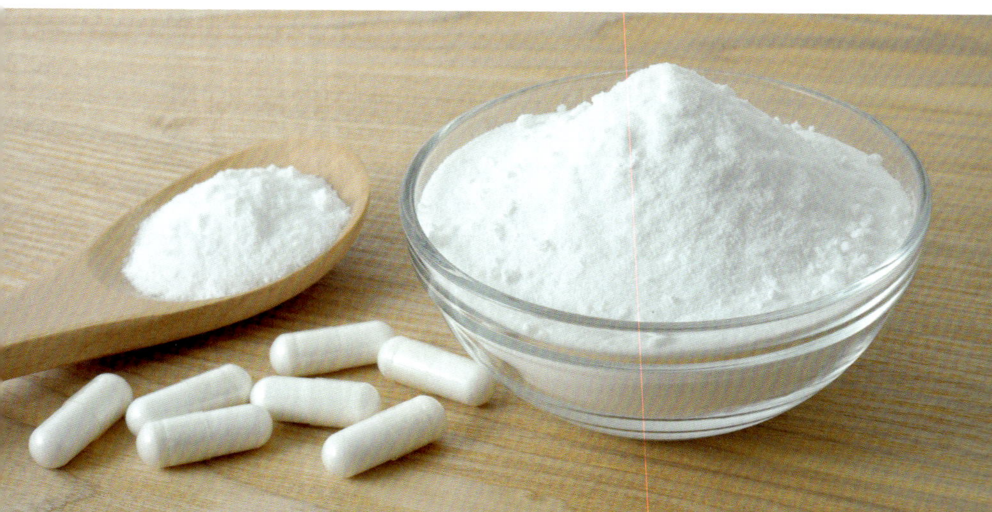

Hilfe. In 20 oder auch nur in 10 Jahren würde diese Hilfe für viele Alte zu spät kommen. Deshalb ist dieses Buch – das erste übrigens zum Thema in deutscher Sprache – entstanden. Ich hoffe, dass es möglichst vielen Menschen Freude bereiten und ihnen den Weg zu einem neuen Leben im Alter voll Kraft und jugendlicher Frische öffnen wird. Mit *Taurin – Der Stoff für mehr Energie und ein extra langes Leben* erfahren Sie alles Wichtige über die jung erhaltende Wirkung von Taurin, was davon gesichertes Wissen ist oder noch nicht, und welche Bedenken gegen die Anwendung des Nahrungsergänzungsmittels bestehen könnten. Menschen, die Taurin erprobt haben, berichten von ihren persönlichen Erfahrungen.

Ein Hinweis noch: Der »Arbeitskreis: gesund leben« ist frei und unabhängig von jeder fremden Einflussnahme. Er erhält keinerlei Forschungsgelder, weder vom Staat noch aus der Industrie. Und er arbeitet ohne die Absicht, Gewinne zu erzielen. Soweit Erträge erwirtschaftet werden, etwa durch Honorare, fließen diese wieder in laufende Projekte zu Themen der Volks- und Naturheilkunde.

Ich wünsche Ihnen viel Vergnügen beim Lesen und ein sehr sehr langes, gesundes und fröhliches Leben!

Ihr Dr. Günter Harnisch
August 2023

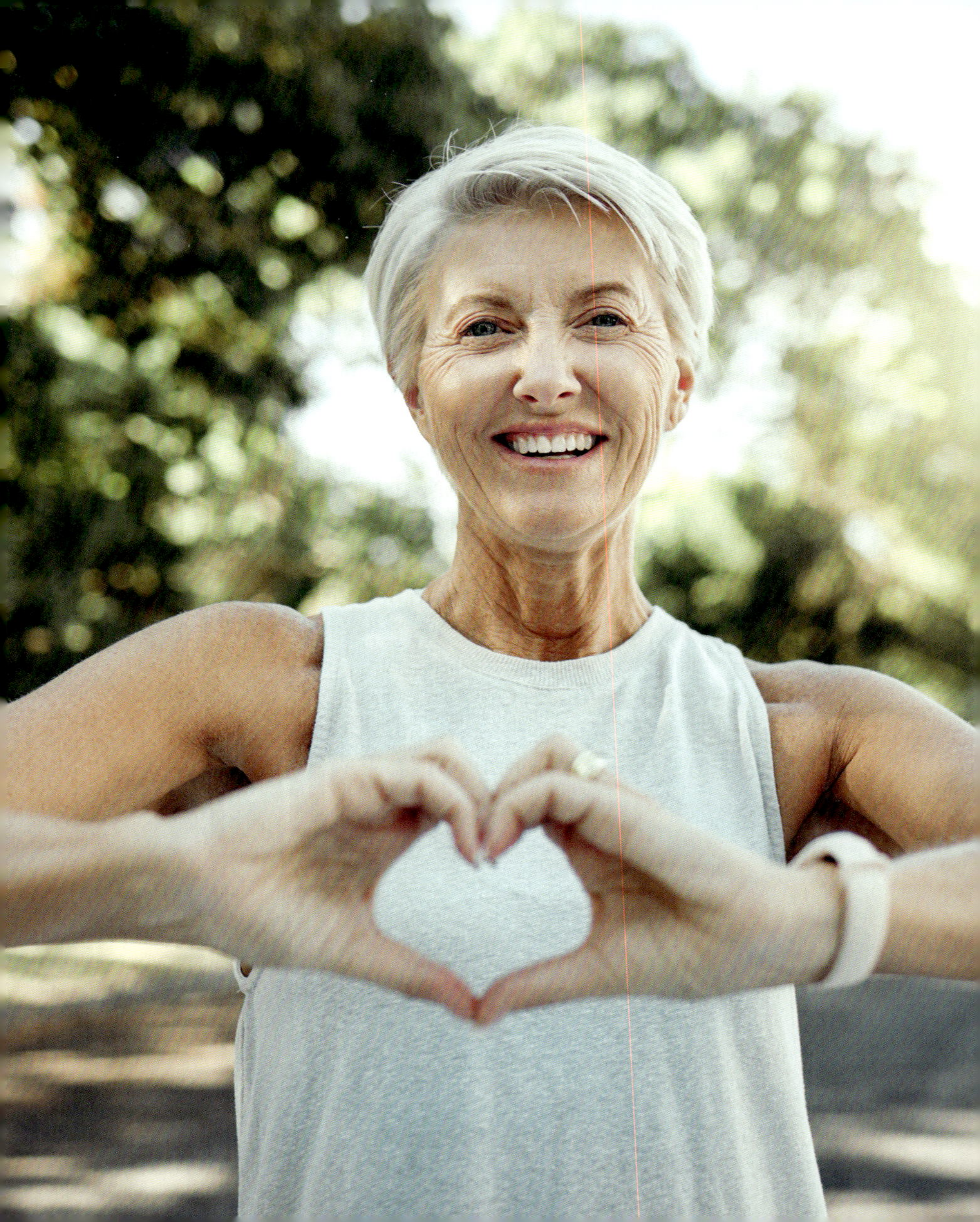

DANK

Allen Teilnehmern aus meinem *Arbeitskreis: gesund leben,* die ehrenamtlich an dem Projekt Taurin mitgearbeitet und damit zum Gelingen dieses Buchs beigetragen haben, danke ich sehr herzlich. Ein besonderes Dankeschön gilt dem Verleger Jochen Kopp mit seinem entschiedenen Einsatz für Themen alternativer Gesundheit, ebenso seinen Mitarbeiterinnen und Mitarbeitern, die das Entstehen dieses Buchs einfühlsam begleitet haben, vor allem Thomas Tritschler als Leiter des Projekts, Christina Neuhaus als Lektorin und Maria Wacker als Assistentin der Verlagsleitung, an die ich mich die ganze Zeit über verlässlich wenden konnte. Meiner Frau danke ich für manch gutes Gespräch, für die kritische Durchsicht des Manuskripts und für ihre Geduld, die sie während des Schreibens mit mir hatte, wenn ich mich mal wieder nicht vom Computer lösen konnte.

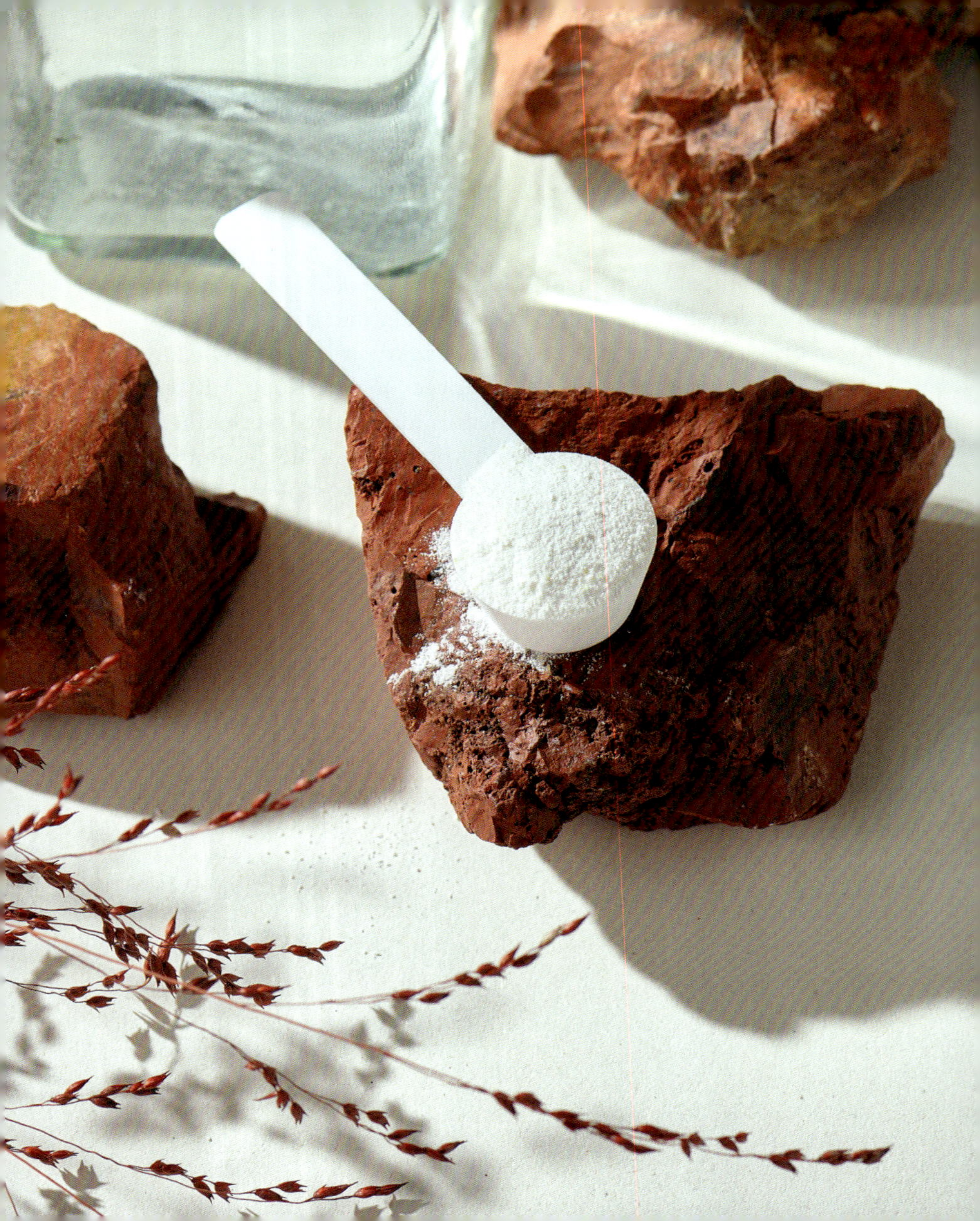

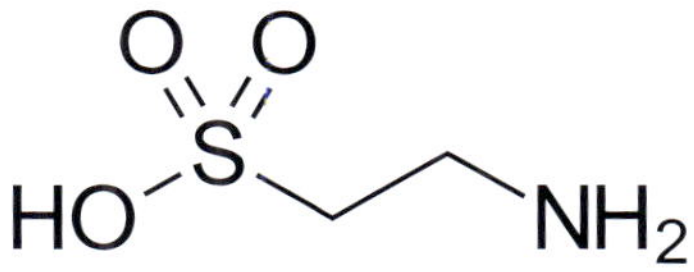

KAPITEL 1

TAURIN – WAS IST DAS?

Taurin ist ein weißes, aus feinsten Kristallen bestehendes Pulver. In der Fachliteratur wird es meist als geruch- und geschmacklos beschrieben. Rührt man ein paar Gramm des Pulvers in ein Glas Wasser und trinkt davon, nimmt man einen leicht säuerlichen Geschmack wahr, ungefähr so, als ob das Wasser mit einem Hauch von Zitrone versetzt worden wäre. So lässt sich Taurin in Wasser gelöst wie ein Erfrischungsgetränk konsumieren.

Oft wird Taurin als Aminosäure bezeichnet. Doch das stimmt nicht so ganz. In Wahrheit handelt es sich um eine Aminosulfonsäure. Sie entsteht im Stoffwechsel vieler Tiere und auch beim Menschen als Abbauprodukt der Aminosäure Cystein. Diese ist im Organismus neben anderen Aufgaben für die Festigung der Haare und des Bindegewebes verantwortlich.

Taurin – ein Kraftpaket

Im Körper fast aller Tiere und auch beim Menschen ist Taurin enthalten, und dort wird es auch gebraucht. Der Körper kann es selbst herstellen – nur der Stoffwechsel von Katzen ist dazu merkwürdigerweise nicht imstande. Sie sind daher auf eine Taurinzufuhr über die Nahrung angewiesen. Aber auch beim Menschen kann es zu Mangelzuständen kommen, vor allem im Alter, wenn der Körper nicht mehr genug davon produziert. Darauf soll in den folgenden Kapiteln näher eingegangen werden.

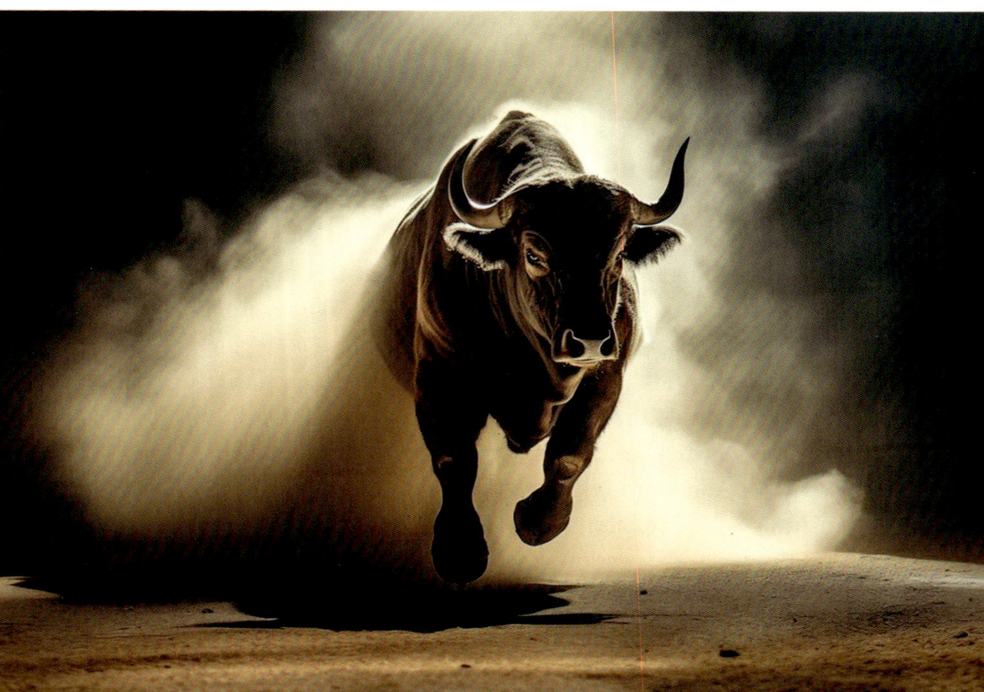

Der Tauringehalt im Körper eines gesunden Menschen mit einem Körpergewicht von 75 Kilogramm liegt bei 30 bis 75 Gramm. Drei Viertel davon sind in den Muskelzellen enthalten, ein Viertel verteilt sich auf Gehirn, Herz und Blut. Auch im Augenhintergrund lässt sich erhöht Taurin feststellen. Offenbar findet sich Taurin verstärkt überall dort, wo es gebraucht wird. Muttermilch enthält davon zwischen 25 und 50 Milligramm pro Liter.[1] So bekommt das Neugeborene ein Kraftpaket an Nahrung mit auf den Weg.

Auf den ersten Blick wirkt Taurin eher unauffällig. Kein Mensch sieht dem weißen Pulver an, dass es sich um einen ungewöhnlich kraftvollen Helfer handelt, der die Menschen mit ihrem uralten Wunsch nach einem langen Leben voll jugendlicher Kraft einen entscheidenden Schritt voranbringen kann.

Entdeckt wurde Taurin schon vor rund 200 Jahren durch zwei Biochemiker in Heidelberg. Sie gewannen den Stoff aus der Ochsengalle und beschrieben und analysierten ihn zum ersten Mal genauer.

Taurin und die Kraft der Stiere

Der Name Taurin leitet sich von der lateinischen Bezeichnung *taurus* für »Stier« ab. Lange Zeit hielt sich das Gerücht, das Mittel werde aus Stierhoden gewonnen, und durch das Essen von Taurin könne man die Kraft des Stiers erhalten, was natürlich nicht stimmt. Überhaupt wusste man jahrhundertelang nur wenig über

1 Duszka, K.; Lambert I. H. et al., 2015.

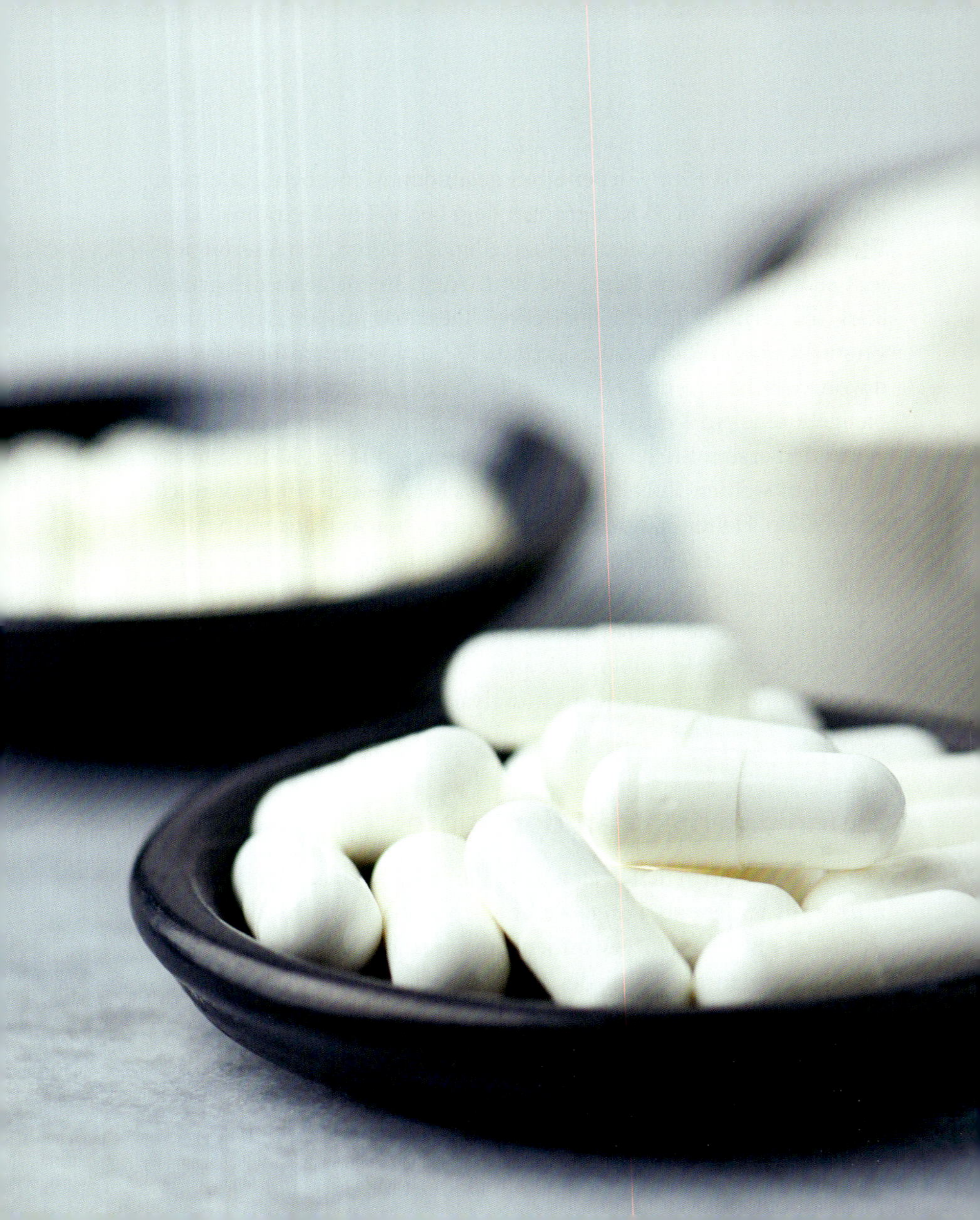

die Wirkung dieses rätselhaften, ausgerechnet aus der Galle von Ochsen gewonnenen Stoffs auf den Körper des Menschen.

In den vergangenen 2 Jahrzehnten erschienen vereinzelt immer mal wieder Beiträge in Fachzeitschriften, die über gesundheitliche Wirkungen von Taurin berichteten. Schlagartig änderte sich die Situation erst, als ein internationales Forscherteam 2023 eine groß angelegte Studie mit erstaunlichen Forschungsergebnissen über die lebensverlängernde Wirkung von Taurin veröffentlichte. Die Resultate ließen die Wissenschaftswelt aufhorchen.

Doch dazu im nächsten Kapitel mehr.

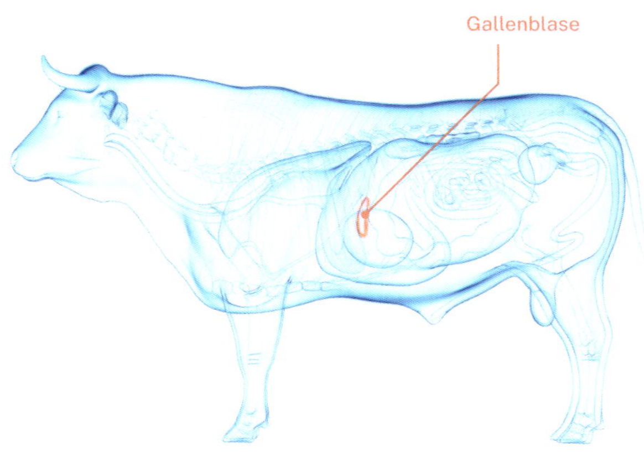

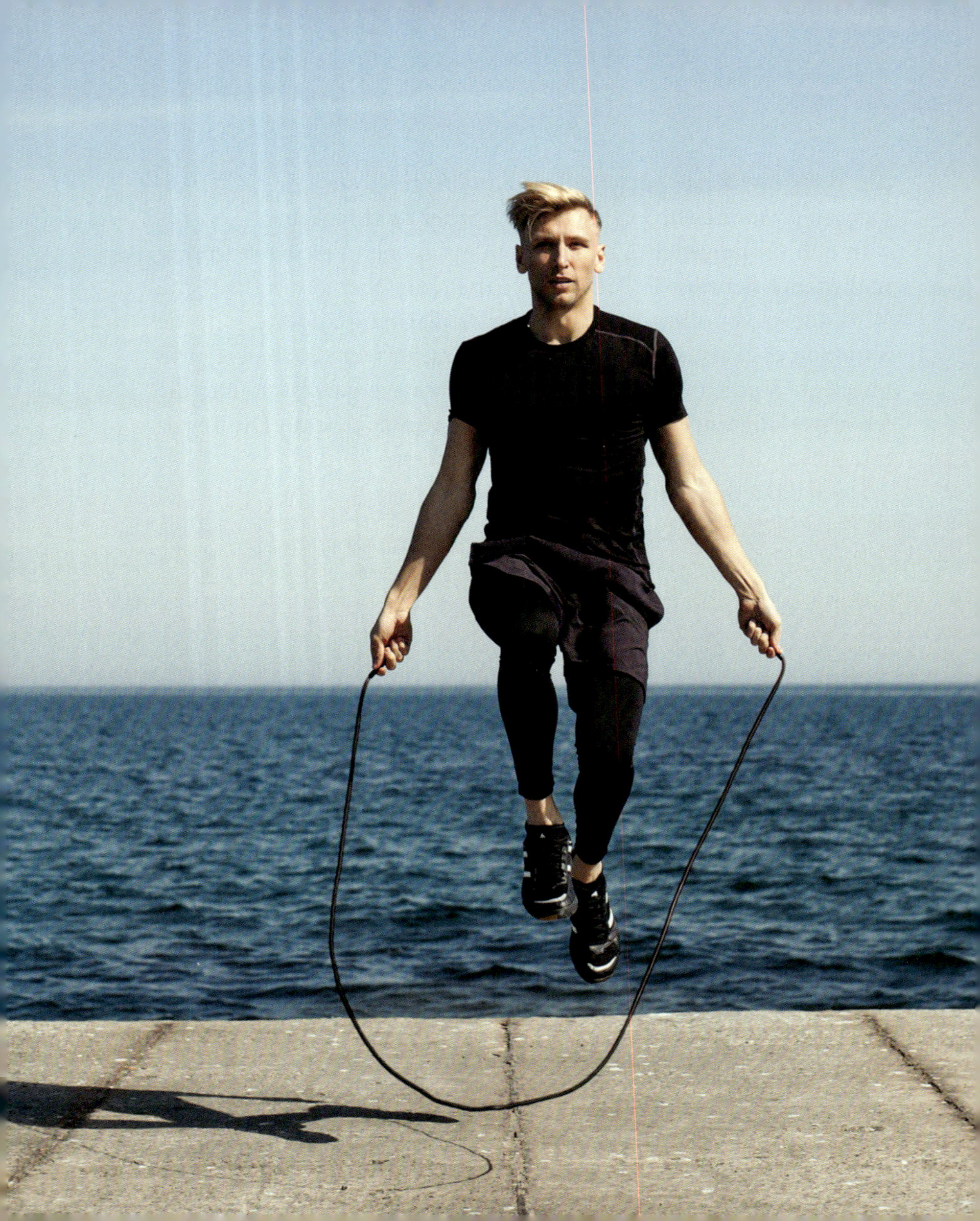

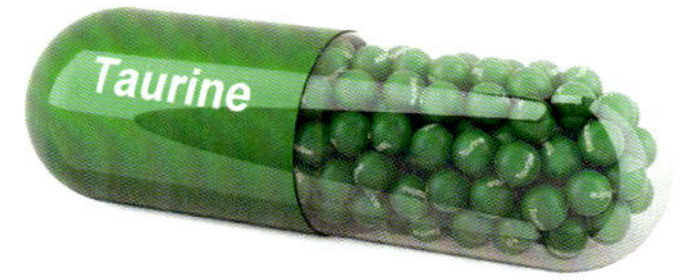

KAPITEL 2

WAS BEWIRKT TAURIN IN UNSEREM KÖRPER?

Taurin verlängert die Lebensdauer bei Tieren um bis zu 25 Prozent

Zu einem entscheidenden Durchbruch in der Taurinforschung kam es durch die bereits angekündigte internationale Studie, die unter anderen an der New Yorker Columbia University sowie an deutschen und indischen Universitäten durchgeführt wurde. An ihr waren 57 Forscher aus unterschiedlichen Ländern verantwortlich beteiligt. Ihre Ergebnisse hat die renommierte Wissenschaftszeitschrift *Science* im Juni 2023 veröffentlicht.[2]

Der Beitrag bestätigt zunächst einmal voll die bereits aus früheren Untersuchungen bekannte lebensverlängernde Wirkung von

2 Singh, P. et al., 2023.

Taurin bei Tieren. Doch diesmal horchten die Experten auf. Die zur Diskussion gestellte Frage, ob Taurin auch bei Menschen zu einer lebensverlängernden Wirkung führen könne, schlug ein wie eine Bombe. Die Presse reagierte hoch interessiert. Die Tageszeitung *Welt* titelte[3]: »Es könnte ein Lebenselixier sein.« *Tagesschau.de*[4] berichtete: »Taurin lässt Nager länger leben.« Die *Augsburger Allgemeine* fragte: »Kann Taurin das Leben verlängern?«[5] *Zeit.de* vermutete: »Ein Zusatzstoff aus Energydrinks könnte das Altern bremsen.«[6] Manchmal muss eine Nachricht nur zur richtigen Zeit am richtigen Ort erscheinen, um ihre volle Wirkkraft zu entfalten.

Taurin kann offensichtlich viel mehr als man bisher annahm. In ihrer am 9. Juni 2023 in *Science* veröffentlichten internationalen Studie[7] stellten die beteiligten Forscher fest: Taurinmangel ist eine der treibenden Kräfte, die hinter dem Altern von Menschen und Tieren stecken. Die Menge an Taurin im Körper nimmt mit zunehmendem Alter ab – bei Tieren ebenso wie bei Menschen. Bei Affen ging die Taurinkonzentration im Laufe ihres Lebens um 85 Prozent zurück. Beim Menschen sank sie im Alter um mehr als 80 Prozent im Vergleich zu Kindern und Jugendlichen.[8] Das ist dramatisch!

---

3 Die Welt, 25.07.2023.

4 *https://www.tagesschau.de/wissen/gesundheit/taurin-100.html*, 18.07.2023.

5 Augsburger Allgemeine, 09.06.2023.

6 *Zeit.de*, 08.06.2023.

7 Singh, P. et al., 2023; *Science: https://www.science.org/doi/10.1126/science.abn9257*; vgl. auch FOCUS online: *https://www.focus.de/gesundheit/longevity/steckt-in-energydrinks-taurin-als-pille-fuer-ein-langes-leben-das-steckt-dahinter_id_196224768.html*.

8 Singh, P. et al., 2023.

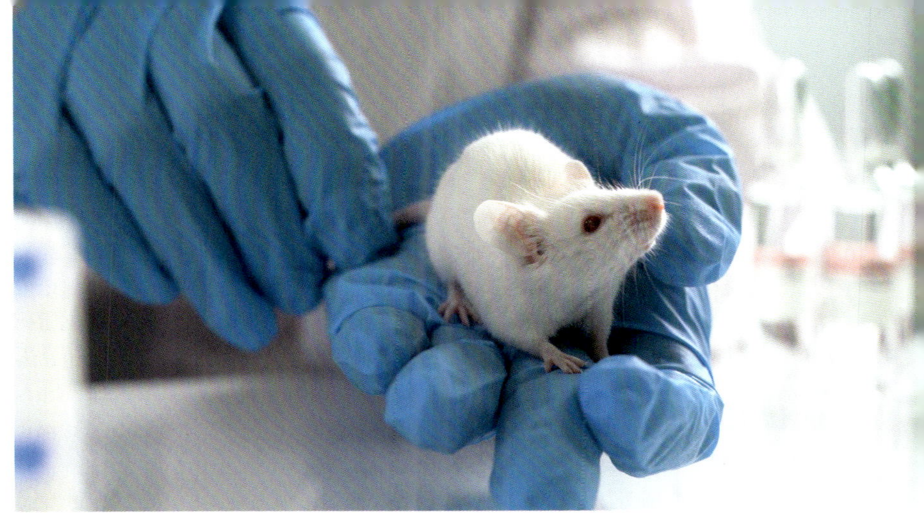

Die New Yorker Studie geht noch einen wesentlichen Schritt weiter: Sie zeigt einen Zusammenhang zwischen typischen Alterserkrankungen und niedrigem Taurinspiegel auf. Für das Team um Professor Vijay Yadav von der Columbia University stellte sich damit die zentrale Frage: Kann man den Alterungsprozess aufhalten, wenn man den Taurinspiegel auf einen »jugendlichen« Stand bringt?

Um diese Frage zu beantworten, gaben die Forscher Mäusen bis zu ihrem Lebensende jeden Tag Taurin ins Futter. Tatsächlich zeigte sich: Die Lebenserwartung der Tiere stieg daraufhin um bis zu 25 Prozent gegenüber Mäusen, die kein Taurin erhielten.

Das war noch längst nicht alles. Zusätzlich zeigte sich bei den mit Taurin ernährten Mäusen eine messbare Verbesserung der Muskelkraft. Diese kann man durch Ausdauerschwimmtests ermitteln. Doch auch hinsichtlich der Funktion der Bauchspeicheldrüse, des Gehirns, des Darms und des Immunsystems wurden positive Veränderungen sichtbar.

Zu ähnlich günstigen Ergebnissen führten Versuche mit Affen. Selbst bei Fadenwürmern ließ sich durch die Gabe von Taurin eine lebensverlängernde Wirkung erkennen.

Bei Mäusen ebenso wie bei Rhesusaffen konnte man durch eine Behandlung mit Taurin die sogenannte Gesundheitsspanne, in der englischen Fachsprache *health span* genannt, deutlich verlängern. Darunter versteht man in der Altersforschung die Aufrechterhaltung der vollen Funktionsfähigkeit bis zum Ende des Lebens. Mit Taurin gefütterte Mäuse waren auch in ihrem mittleren Alter gesünder, ihre Knochen waren dichter, ihre Immunfunktion besser, ihre Muskeln stärker, und sie setzten weniger Körperfett an.[9]

Worauf die Wirkung von Taurin letztlich zurückzuführen ist, bleibt einstweilen ein Rätsel, das die Forscher bis jetzt noch nicht endgültig lösen konnten.

Taurin hilft den Menschen gegen das Altern

Ergebnisse aus Tierversuchen lassen sich nicht ohne Weiteres auf den Menschen übertragen. In der Evolution stehen die Affen uns zwar recht nahe, doch der entwicklungsgeschichtliche Weg von Würmern oder Drosophila-Fliegen bis hin zum Menschen ist doch ein gutes Stück länger. Deshalb ist es notwendig, sich nicht allein auf Untersuchungen mit Tieren zu verlassen, sondern die Wirkung von Taurin am Menschen selbst zu erproben. Dazu sind Langzeitstudien erforderlich. Und die brauchen allein schon we-

---

9 Bahnsen, U., 2023.

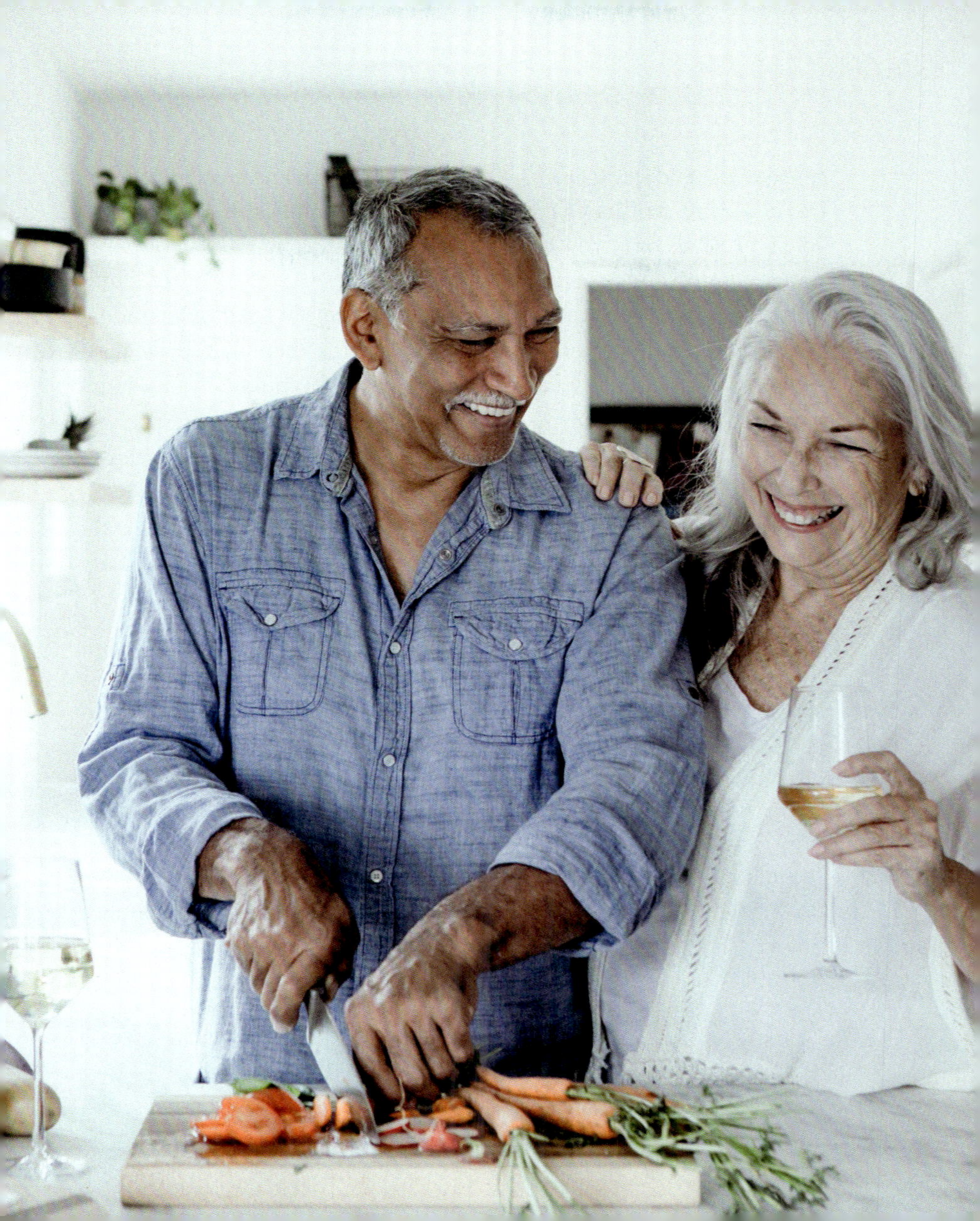

gen der deutlich längeren Lebensspanne des Menschen viel Zeit. Dazu kommt ein hoher Aufwand: Studien sollten mit einer möglichst großen Zahl an Versuchspersonen durchgeführt werden. Dann steigt ihre Aussagekraft.

Der Sportbiologe Professor Henning Wackerhage hat mit seinem Team von der Technischen Universität München den entscheidenden Schritt getan und die New Yorker Studie auf Menschen erweitert. Von ihm stammen die Daten zu menschlichen Versuchspersonen. Die Ergebnisse aus den Tierversuchen hält Wackerhage zwar für eindrucksvoll, doch er regt weitere Forschungen an: »Wir wissen aber nicht, ob sie auf den Menschen übertragbar sind. Jetzt brauchen wir klinische Studien, um herauszufinden, ob eine zu-

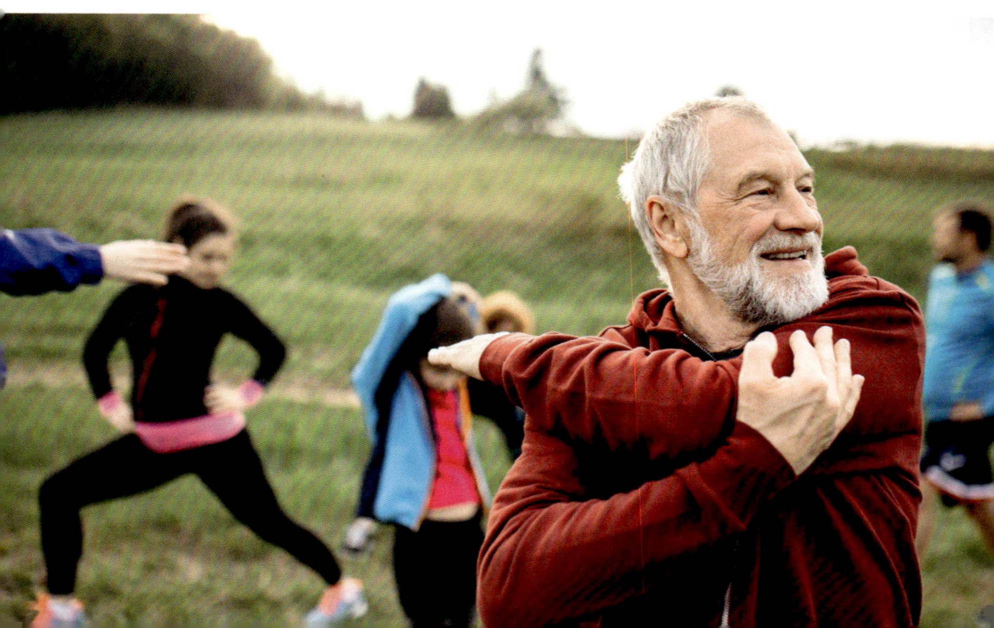

sätzliche Einnahme von Taurin sich positiv auf das Altern und die Gesundheitsspanne auswirkt.«[10]

Deutliche Hinweise auf einen Zusammenhang zwischen Taurinmangel und Krankheiten beim Menschen gibt es schon jetzt. In der großen New Yorker Studie fand man: Je weniger Taurin im Blut der tierischen Probanden war, desto häufiger litten sie unter typischen Altersleiden oder hatten Übergewicht.[11] Henning Wackerhage und sein Team bestätigen Hinweise darauf, dass auch Alterserscheinungen beim Menschen mit einem Taurinmangel zusammenhängen. Sie fanden bei ihren Versuchspersonen einen niedrigen Taurinspiegel verbunden mit einem erhöhten Risiko für typische Alterserkrankungen.[12]

Nach allen bisherigen Erkenntnissen ist Taurin gesundheitlich ohne jedes Risiko anwendbar. Wir nehmen es ja mit der Nahrung auf. Und der Körper produziert es selbst, wenn auch im Alter in viel zu geringer Menge. Die EU-Behörde für Lebensmittelsicherheit (EFSA) hat daher schon im Jahr 2012 grünes Licht gegeben und die tägliche Einnahme von 6 Gramm Taurin aus Lebensmitteln und anderen Quellen als sicher bezeichnet.[13]

Der Münchner Sportprofessor Henning Wackerhage und sein Team geben in der neuen internationalen Studie mehrere Hinweise darauf, dass Alterserscheinungen beim Menschen ebenfalls mit einem Mangel an Taurin zusammenhängen. So war ein niedriger

---

10 Pressemitteilung der Technischen Universität München, 2023.

11 Bahnsen, U., 2023.

12 Informationsdienst Wissenschaft, 2023.

13 Pressemitteilungen der Technischen Universität München, 2023.

Taurinspiegel in Zusammenhang mit einem erhöhten Risiko für Erkrankungen zu verzeichnen, die im Alter häufiger auftreten. Dazu gehören Diabetes Typ 2, Bluthochdruck und zu hohe Entzündungswerte. Umgekehrt konnte das Team der Technischen Universität München bestätigen, dass Sport sich günstig auf die Gesundheit im Alter auswirkt.

Erste Stellungnahmen zu den Ergebnissen der neuen Studie liegen vor. So hält beispielsweise Dr. Sebastian Grönke vom Max-Planck-Institut für Biologie des Alterns in Köln dieses Ergebnis für »bedeutsam, da es Taurin als einen natürlichen Wirkstoff etabliert, der möglicherweise auch das gesunde Altern beim Menschen fördern kann.«[14] Grönke ist optimistisch, was die Zukunftsaussichten von Taurin betrifft: »Ich gehe davon aus, dass die Ergebnisse aus den Tiermodellen auch auf den Menschen übertragbar sein werden.«[15] Andere Forscher äußern sich ähnlich positiv.

Noch sind viele Fragen zur Wirkung von Taurin auf den Menschen offen. Die Forschung steht erst am Anfang. Aber das, was an Erkenntnissen bereits gesichert ist, ermutigt sehr dazu, weiterzuarbeiten – mit kontrollierten Doppelblindstudien und Mehrfachuntersuchungen, die möglichst an verschiedenen Forschungsstätten und Laboren durchgeführt sein sollten, denn umso größer ist ihre Verlässlichkeit.

---

14 FOCUS online, 2023.

15 Bahnsen, U., 2023.

Taurin und Sport führen zu einer deutlich längeren krankheitsfreien Lebensspanne (health span)

Mehr gesunde Lebensjahre
Taurin und körperliche Aktivität befeuern sich also gegenseitig und verstärken sich in ihrer Wirkung auf unsere Gesundheit. So entsteht ein zusätzlicher Schub an Kraft für ein krankheitsfreies, sehr langes Leben.
Taurin
Sport

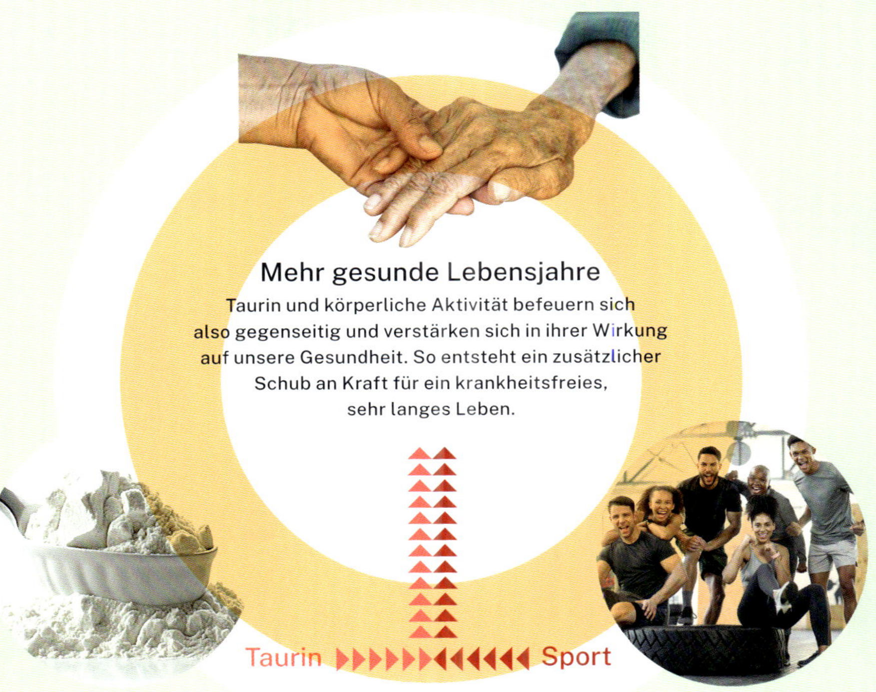

Vielfältige Kräfte wirken zwischen Taurin, sportlicher Aktivität und gesunder Langlebigkeit. Taurin und Sport – beide führen schon unabhängig voneinander zu mehr gesunden Lebensjahren. Darüber hinaus fördert Taurin die Leistungen im Sport, wohingegen Sport den Taurinspiegel im Körper erhöht.

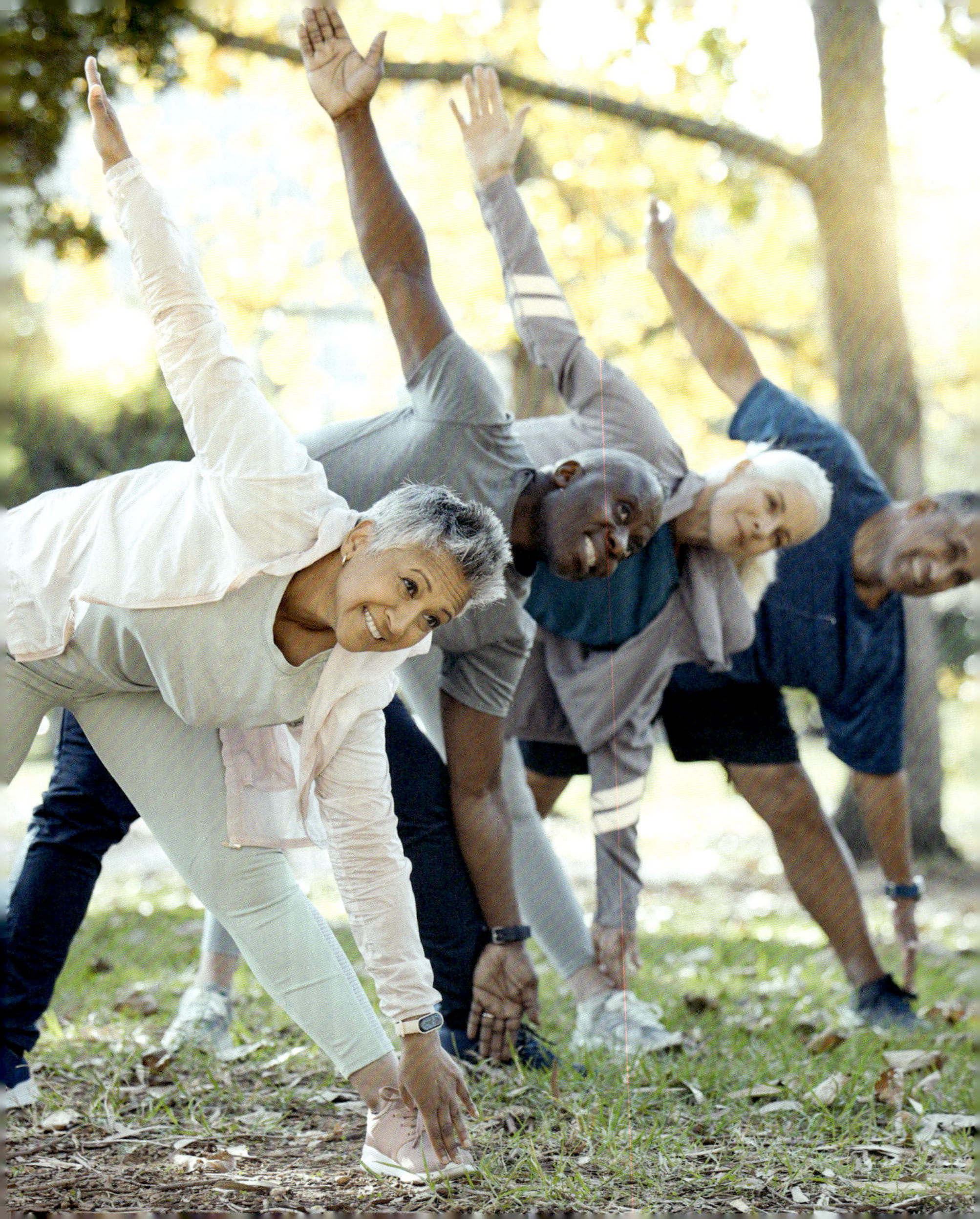

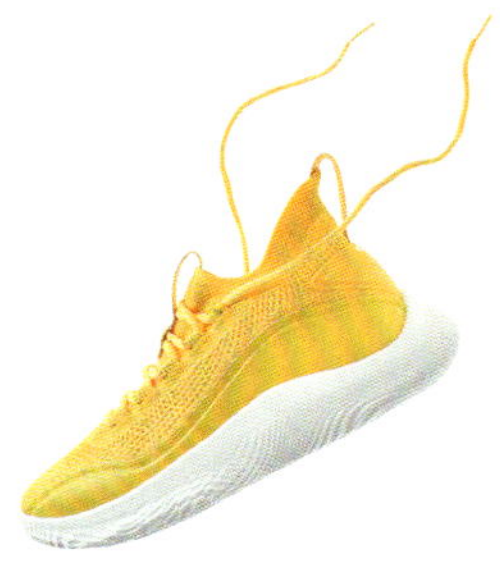

KAPITEL 3

ALTERN UND SICH TROTZDEM WOHLFÜHLEN – EIN WIDERSPRUCH?

In Deutschland ist mit zunehmendem Alter der Menschen allgemein ein Anstieg an Gesundheitsproblemen zu beobachten – noch immer.[16] Diese Tatsache wird meist als schicksalhaft hingenommen. Dabei gehört dieser Umstand keineswegs zu den Dingen, mit denen wir uns abfinden müssen. Bei etlichen Naturvölkern kommen die für unsere Zivilisation typischen Alterskrankheiten kaum vor. In diesem Buch wird uns in Kapitel 15 eine Volksgruppe begegnen, bei der es keineswegs an der Tagesordnung ist, im Alter immer kränker zu werden. Wir werden mehr über die Ursachen erfahren und darüber, was wir selbst tun können, um bis ins hohe Alter gesund zu bleiben.

---

16 Böhm, K. et al., 2009; Völpel, S., 2020.

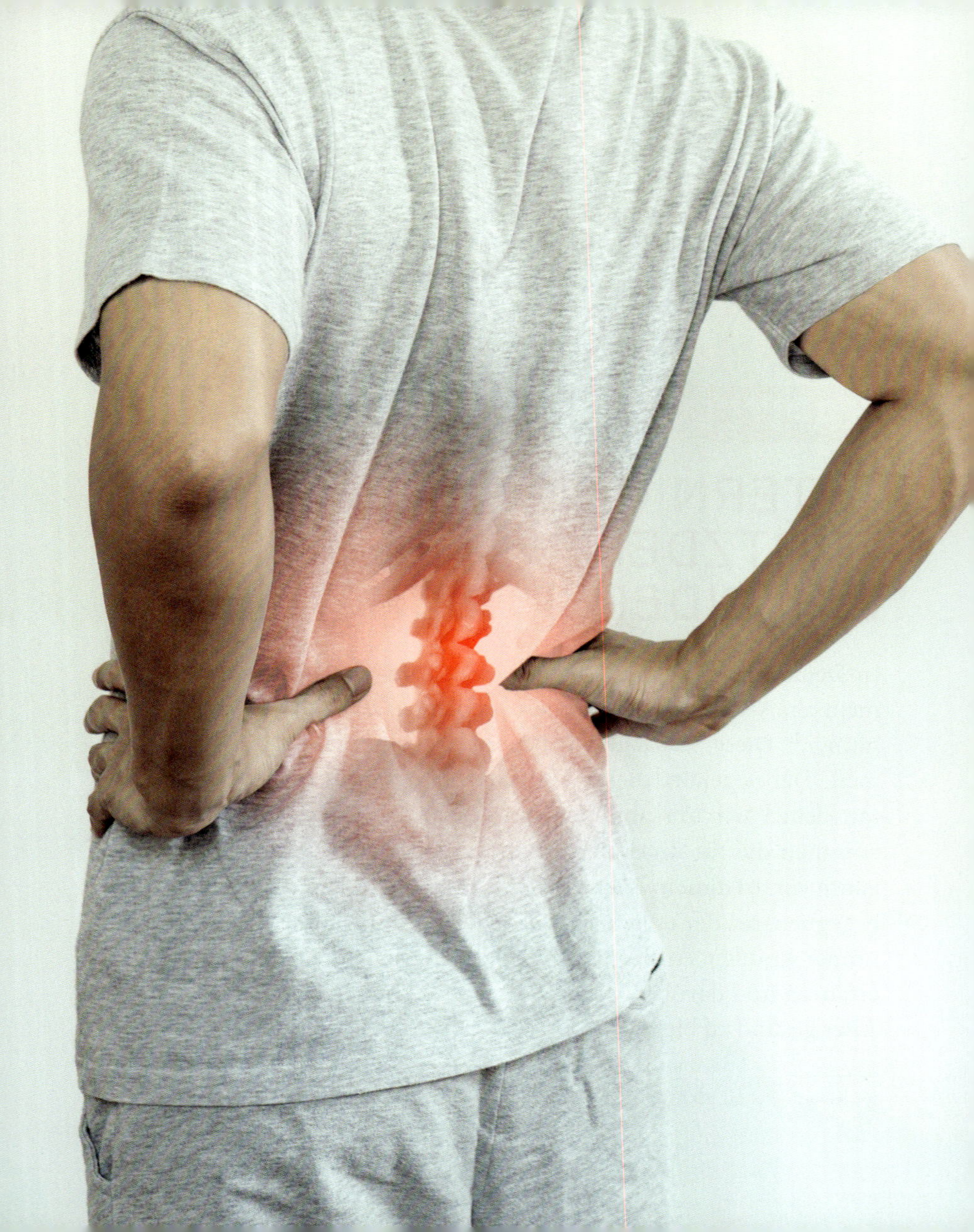

In einer Umfrage des Statistischen Bundesamtes gab jeder Vierte der 75-Jährigen und Älteren an, krank oder infolge eines Unfalls körperlich eingeschränkt zu sein. Im Grunde sind es nur eine Handvoll Beschwerden, die den Menschen im Alter bei uns das Leben schwer machen. Krankheiten der Muskeln, Knochen und Gelenke gehören dazu. Neben Gicht, Rheuma, Arthrose und Osteoporose sind das vor allem Rückenprobleme. Akut machen sie sich als Hexenschuss bemerkbar, oft nehmen sie aber auch einen chronischen Verlauf. Zum anderen sind es die Herz-Kreislauf-Erkrankungen, die gehäuft zu Krankenhausaufenthalten älterer Menschen führen. Dazu zählen Herzerkrankungen, vor allem Angina Pectoris, Infarkte und Schlaganfälle.[17] Eine dritte Krankheitsgruppe fällt bei den Alten auf, obwohl sie grundsätzlich keine Altersgrenzen kennt: Krebs in seinen vielfältigen Ausprägungen. Mehr als 60 Prozent aller neu daran Erkrankten sind älter als 65 Jahre.[18] Noch eine weitere Gruppe von Gesundheitsbeeinträchtigungen kommt hinzu: Bei jeder vierten Person über 65 Jahren werden psychische Störungen oder eine Verschlechterung der kognitiven Fähigkeiten festgestellt, vor allem in Form von Depressionen und Demenzerkrankungen.[19]

Zugegeben, sehr ermutigend sehen diese statistischen Befunde nicht aus. Andererseits zeigen zahlreiche Studien, dass ältere Menschen in der Lage sind, ihren Gesundheitsproblemen mit erstaunlichen Strategien wirksam zu begegnen. Im Schnitt steigt die Lebens-

17 GBE Gesundheitsberichterstattung des Bundes, o. J.; Völpel, S., 2020.

18 Völpel, S., 2020.

19 Völpel, S., 2020.

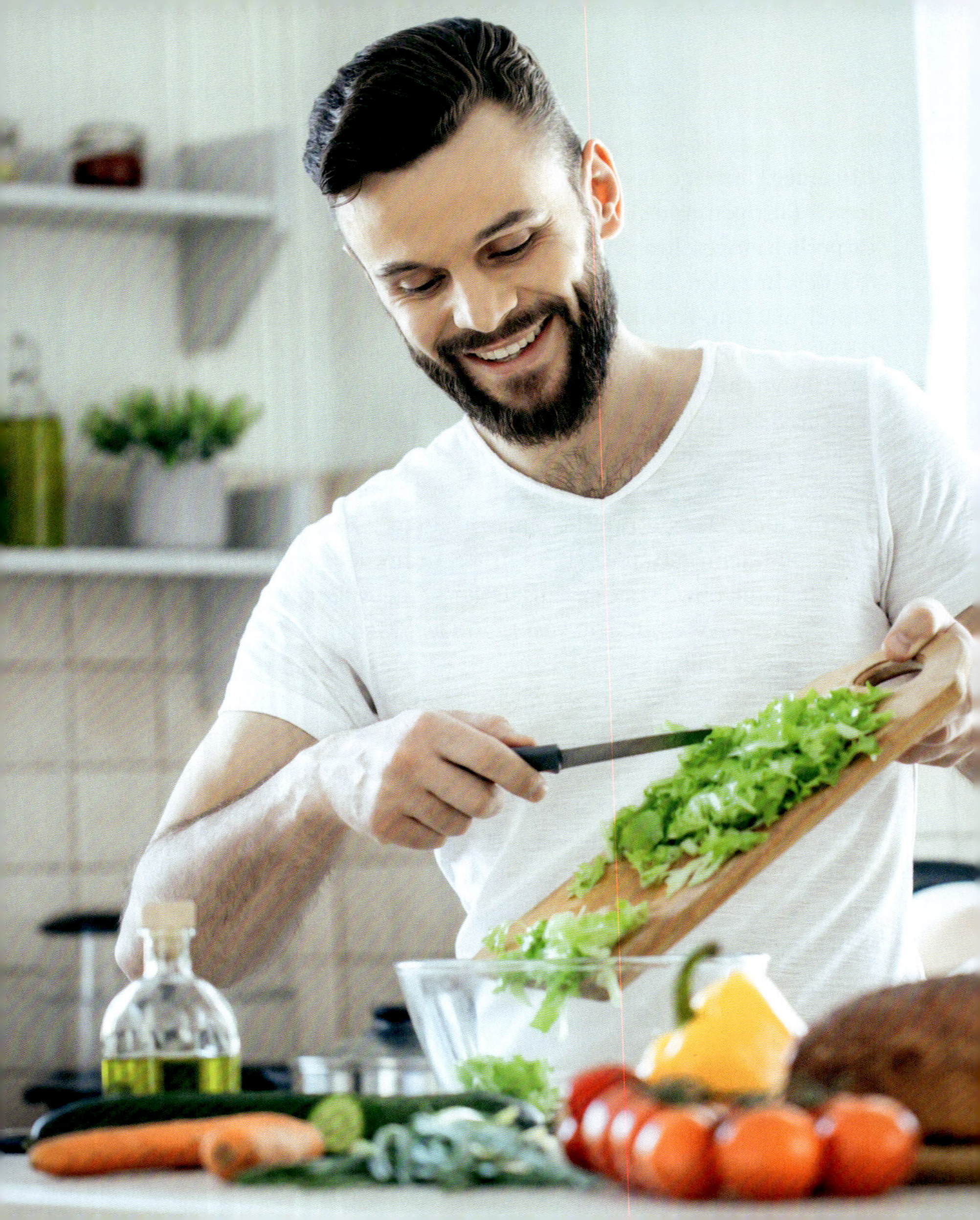

zufriedenheit in der zweiten Lebenshälfte sogar an. Die Menschen haben offenbar durch Erfahrung im Umgang mit schwierigen Lebenssituationen gelernt, mit den im Alter auf sie zukommenden Schwierigkeiten umzugehen.[20] Kurz: Sie machen das Beste daraus.

Wer dem Alter ein Schnippchen schlagen will, tut gut daran, Entzündungsprozesse im Körper möglichst gering zu halten und ihrer Entstehung vorzubeugen. Zwei Dinge haben sich nach den bisherigen wissenschaftlichen Erkenntnissen dabei bewährt: Bewegung und eine entzündungshemmende Ernährung. Nahrung, die Entzündungen verhindert oder sie zurückdrängt, besteht vor allem aus reichlich Gemüse, zuckerarmem Obst, Kräutern und Nüssen. Dagegen fachen Zucker, Weizenprodukte, vor allem Weißmehl aus Weizen, und Fleisch die Entzündungen im Körper geradezu an.[21]

Ein entscheidender zusätzlicher Schritt in ein hohes Alter ohne Beschwerden liegt in der Nahrungsergänzung mit Taurin, das nach den vorliegenden Forschungsergebnissen über starke entzündungshemmende Eigenschaften verfügt. Damit lässt sich der im Alter bei Tieren wie Menschen vielfach festgestellte Mangel an Taurin beheben. Mehr dazu erfahren Sie in den folgenden Kapiteln.

---

20 Blanchflower, D., 2020.

21 Davis, W.; Brodersen, I., 2013.

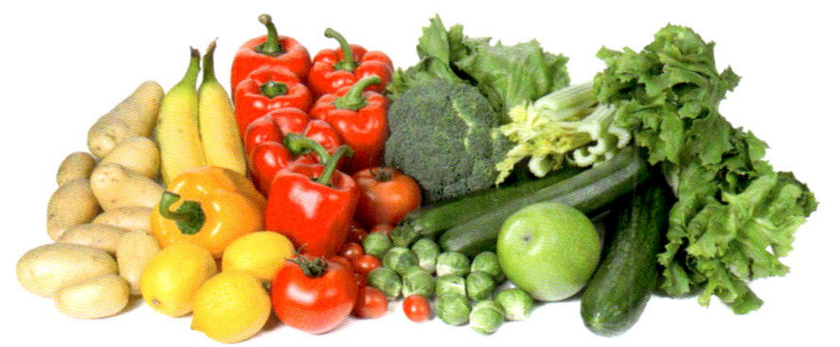

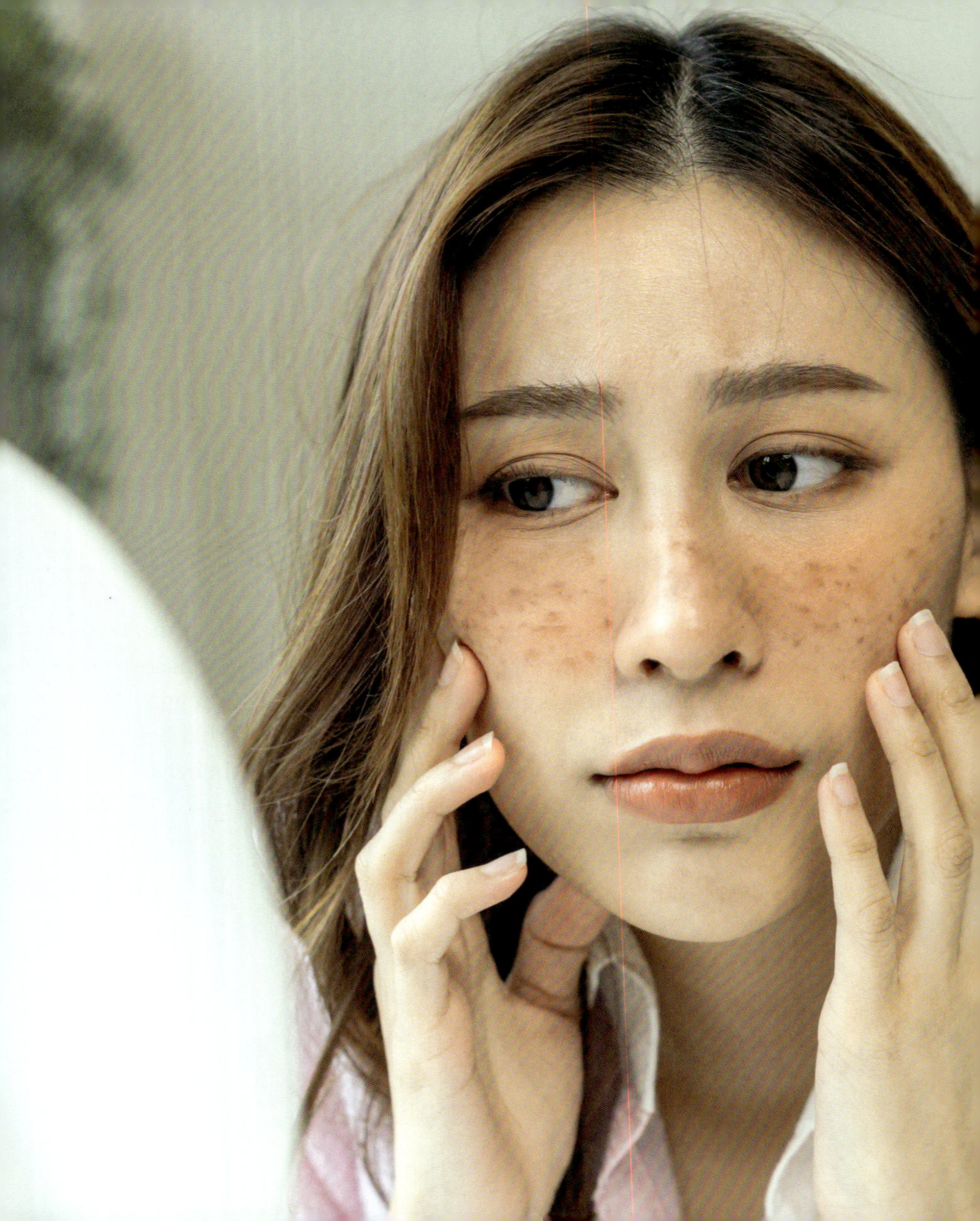

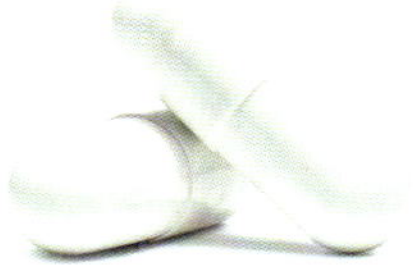

KAPITEL 4

WIE WIRKT TAURIN GEGEN DEN ALTERUNGS-PROZESS?

Auf die Frage, wie Taurin es schafft, den Alterungsprozess auszubremsen, fanden Forscher gleich mehrere unterschiedliche Erklärungsansätze:

- Sie stellten zunächst einmal fest, dass Taurin die Zellalterung reduziert.
- Außerdem schützt es vor Telomerasemangel. Die Telomerase ist ein Enzym des Zellkerns, das aus einem Protein (Ribonukleinprotein) besteht. Dieses Enzym stellt die Endstücke der Chromosomen (Telomere) wieder her, die sich durch zahlreiche Zellkopien mit der Zeit abnutzen. Fehlt es an Telomerase, so kann das zu einer Reihe von Krankheiten, wie Lungenverhärtung (Fibrose), Blutarmut (Anämie) oder auch zu seltenen

Hautkrankheiten führen. Alle diese Erkrankungen haben den Verlust der Regenerationsfähigkeit verschiedener Gewebe zur Folge.

- Weiter fand die Forschergruppe heraus: Taurin unterdrückt das altersbedingte Nachlassen der Mitochondrienaktivität. Die Mitochondrien gelten als winzige »Kraftwerke« in unseren Zellen. Ohne sie kann Leben nicht stattfinden.
- Allgemein verringert Taurin das Auftreten von DNA-Schäden. Diese gelten als typisch für den Alterungsprozess und begünstigen beispielweise das Auftreten von Krebserkrankungen.
- Taurin hemmt Entzündungen. Diese entzündungshemmende Wirkung ist zur Krankheitsabwehr von großer Bedeutung. Entzündungsvorgänge sind mit vielen, völlig unterschiedlichen Erkrankungen verbunden, unter anderem mit bestimmten Formen von Rheuma. Sie können den Körper schwächen und das Auftreten typischer Alterungsprozesse beschleunigen.

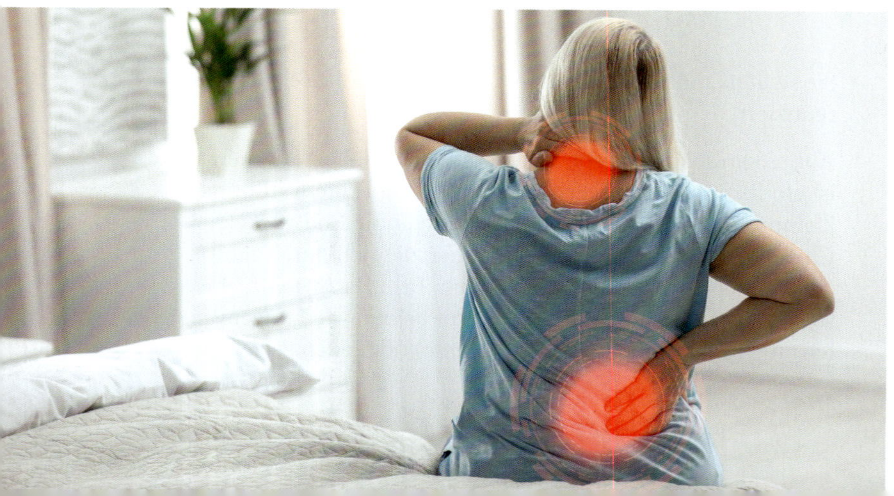

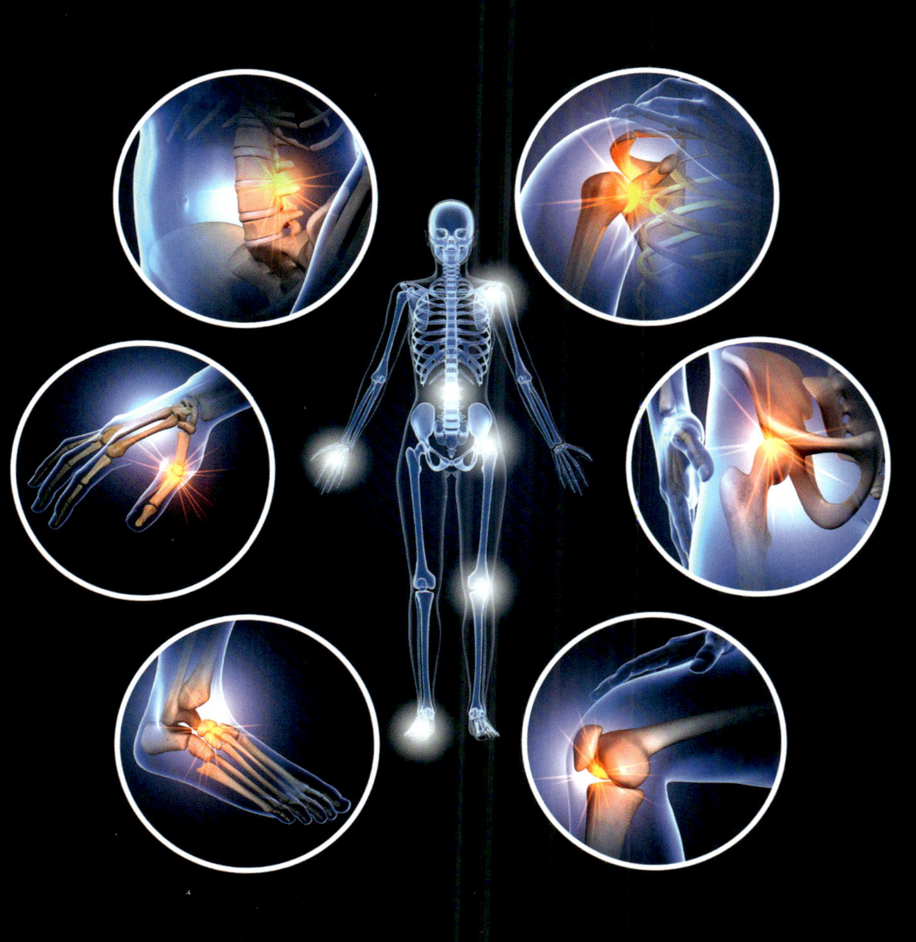

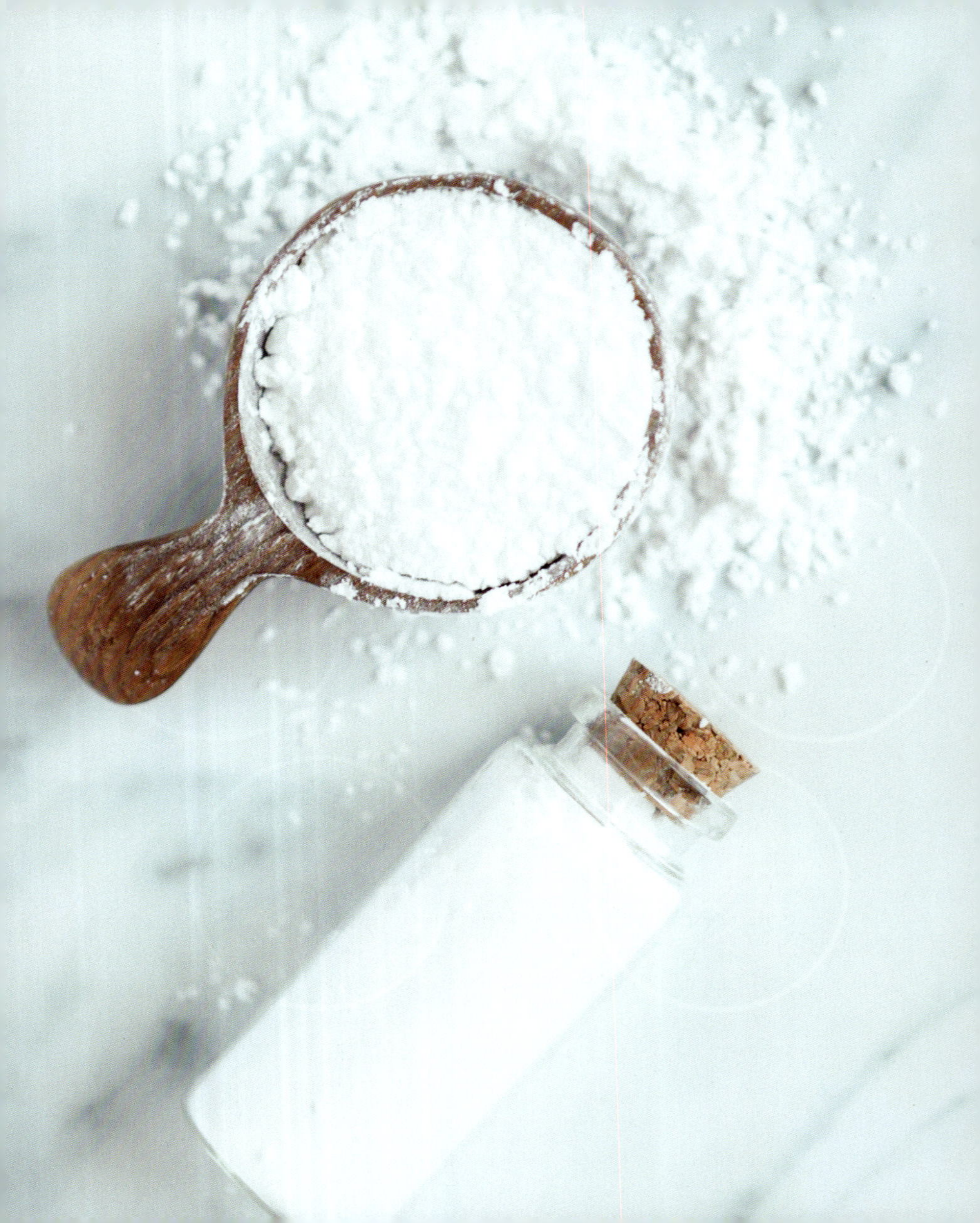

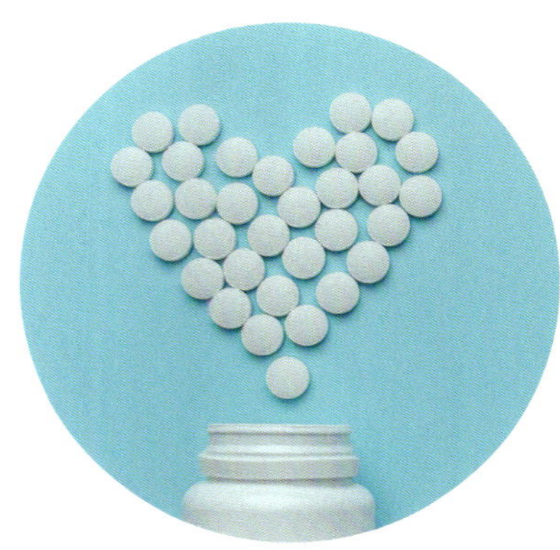

KAPITEL 5

WELCHE AUFGABEN ERFÜLLT TAURIN IM KÖRPER?

Nach der Entdeckung vor rund 200 Jahren blieb es lange Zeit ruhig um Taurin. Was konnte von einer Säure aus der Galle des Ochsen schon Großes zu erwarten sein? Die biochemische Forschung entwickelte sich in andere Richtungen. Sie erfand den Kunstdünger und die Antibiotika: Entdeckungen, die die Welt in Atem hielten.

Von dem Stoff aus der Ochsengalle, inzwischen synthetisch hergestellt, hörte man erst in den letzten 1 bis 2 Jahrzehnten wieder. Dann allerdings gab es Überraschungen, die sich sehen lassen können!

Inzwischen sind die wichtigsten Aufgaben bekannt, die Taurin im Körper erfüllt, wenn auch wahrscheinlich noch längst nicht alle.

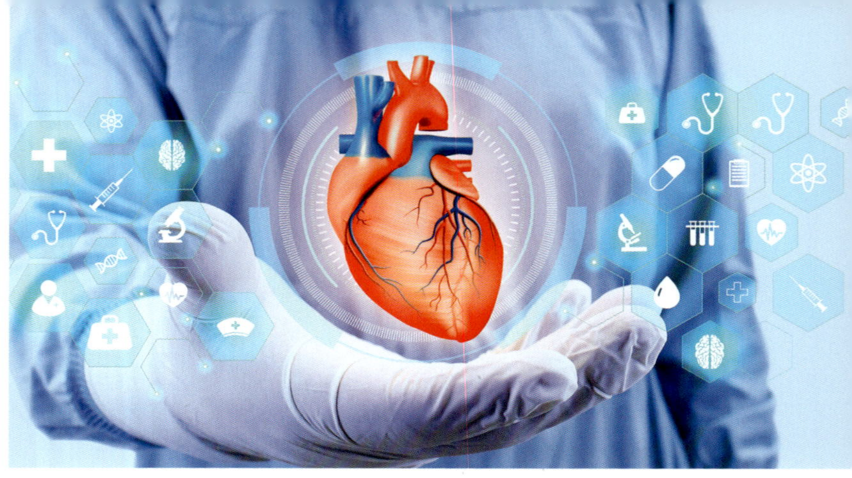

Hier ist zunächst ein Überblick:[22]

- Taurin fördert die Herztätigkeit. Durch seine günstige Wirkung auf die Impulsgebung verhindert es Herzrhythmusstörungen und vermindert das Risiko von Arterienverkalkung. Deshalb wird es bei unterschiedlichen Herzerkrankungen neben anderen Behandlungsmethoden zusätzlich eingesetzt.
- Taurin stärkt die Tätigkeit des Gehirns. Nachlassende Hirnfunktionen können verbessert werden. Ein Schutz vor Demenz entsteht.
- Taurin fördert die Ausdauer und Leistung im Sport, fällt aber nicht unter die Dopingbestimmungen. Es schützt die Muskeln, reduziert die Erholungszeit und bessert nach Wettbewerbseinsätzen auftretende erhöhte Entzündungswerte.
- Taurin schützt vor degenerativen Schädigungen der Augen und des Gehörs. Vor allem leistet es gute Dienste, um die

22 Ahmadian, M. et al., 2017; Stuerenburg, H. et al., 2006; Suarez, L.M. et al., 2016.

Netzhaut der Augen zu schützen, und kann bestimmten degenerativen Netzhauterkrankungen vorbeugen, die weit verbreitet sind.[23]

- Taurin gewährleistet das Funktionieren des Stoffwechsels bis in die einzelnen Zellen hinein.
- Taurin wirkt antioxidativ und schützt daher die Körperzellen vor Krankheitserregern.
- Taurin ist in der Gallensäure enthalten. Es schützt vor Gallensteinen.
- Taurin hilft bei der Reparatur beschädigter Gewebe. Wenn man beschädigtes Gewebe gut mit Taurin versorgt, so wird dort der Stoffwechsel angeregt. Das beschleunigt den Heilungsprozess.[24]

Die Forschungen zu Taurin gehen in so viele unterschiedliche, Erfolg versprechende Richtungen, dass wir uns die Ergebnisse in den folgenden Kapiteln genauer anschauen sollten.

---

23 Tao, Y. et al., 2019.

24 Wen, C. et al., 2018.

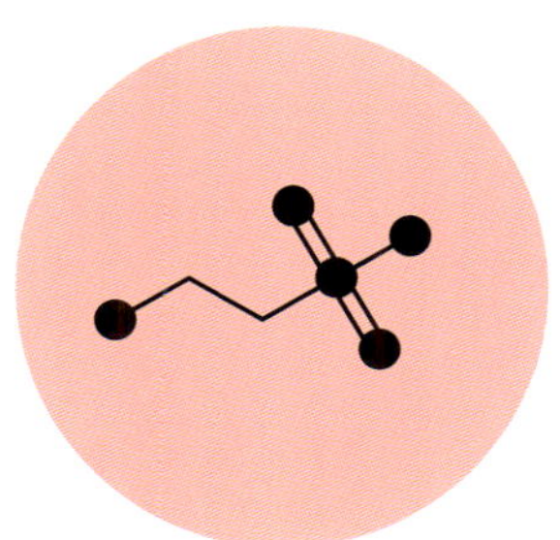

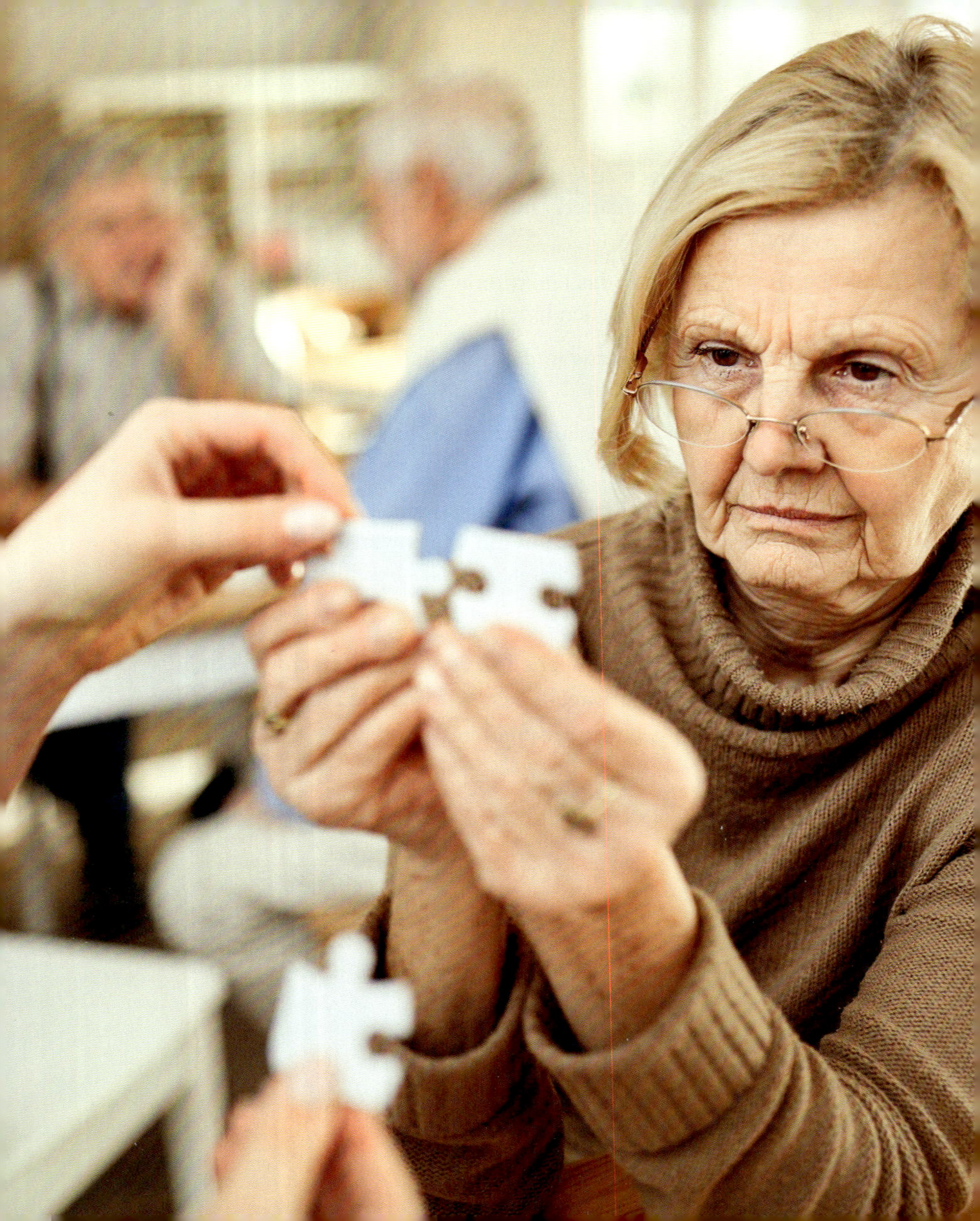

KAPITEL 6

HERZKRANKHEITEN, AUGENLEIDEN, DEMENZ & CO.

Taurin bei Herzerkrankungen

Schon im Jahr 2004 veröffentlichte die in Amsterdam erscheinende Wissenschaftszeitschrift *Medical Hypotheses* einen Bericht, wonach Taurin vor akuten Herzereignissen schützen kann. Es soll in der Lage sein, den Blutdruck zu senken und gegen Blutgerinnsel vorzubeugen. Der Verfasser McCarty empfiehlt als idealen therapeutischen Weg, eine fettarme vegane Ernährung mit einer zusätzlichen täglichen Gabe von Taurin zu kombinieren. Das ist risikoarm, da Taurin gut wasserlöslich, geschmacksneutral (daher leicht einzunehmen) und außerdem preiswert ist.[25]

---

25 McCarty, M.F., 2004.

Tatsächlich weiß man von veganer Ernährung seit Längerem, dass sie eine schützende und sogar heilende Wirkung bei Herzerkrankungen hat. Darauf weist der bekannte US-Medizinexperte Dr. Michael Greger in seinem Buch *How not do die* ausdrücklich hin.[26]

Bereits in den 90er-Jahren konnte der weltweit anerkannte Mediziner Dr. Dean Ornish (USA) einwandfrei nachweisen: Herzerkrankungen, die Todesursache Nr. 1 der westlichen Welt, lassen sich durch die richtige Ernährungs- und Lebensweise unbestreitbar kurieren. Zu diesem Ergebnis kam er unter Anwendung aller derzeit Zeit verfügbaren diagnostischen Spitzentechnologien.[27] Taurin wird die Menschen auf diesem Weg weiter voranbringen.

Im Jahre 2017 erschien in der international angesehenen Fachzeitschrift *Therapeutic Advances in Cardiovascular Disease* eine klinisch kontrollierte Doppelblindstudie.[28] Darin konnte der Nachweis erbracht werden, dass speziell die Einnahme von Taurin bei Herzkrankheiten hilft. Taurin wirkte sich hemmend auf Entzündungen aus und baute einen Schutz gegen Arteriosklerose auf.

In dem Versuch teilte man 16 herzkranke Patienten in zwei gleich große Gruppen ein. Die eine Gruppe erhielt 2 Wochen lang dreimal täglich je 500 Milligramm Taurin. Die andere Gruppe bekam Placebos. Vor dem Beginn der 2-wöchigen Einnahme hatten die Versuchsteilnehmer ein Übungsprogramm auf dem Laufband zu absolvieren, das nach Abschluss noch einmal in derselben Weise wiederholt wurde. Dazu wurden jeweils die gleichen Blutwerte gemessen.

---

26 Greger, M., 2016.

27 Ornish, D., 2009.

28 Ahmadian, M. et al., 2017.

In der Tauringruppe nahmen die Entzündungswerte (CRP) deutlich ab. In der Placebogruppe nahmen sie dagegen zu. In der Tauringruppe nahmen außerdem die Werte ab, die darauf hindeuten, dass sich eine Arteriosklerose entwickelt. In der Placebogruppe zeigten sich insoweit keine Veränderungen. Das Risiko für eine Arterienverkalkung blieb dort gleich hoch.

Insgesamt ging es bei dieser Studie um drei Fragen in Zusammenhang mit der Anwendung von Taurin bei Herzerkrankungen:

1. Über welche herzwirksamen Fähigkeiten verfügt Taurin?
2. Wie verändert sich der Sauerstoffverbrauch unter Einfluss von Taurin?
3. Welchen Einfluss hat Taurin auf die elektrische Aktivität des Herzens?

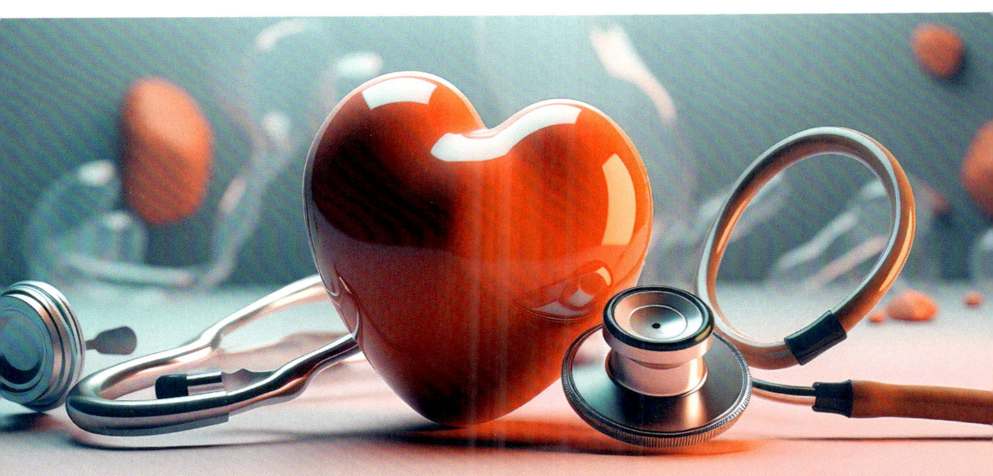

Erste Antworten liegen vor. Nach den Untersuchungen wirkt Taurin anregend auf die Durchblutung und auf die Sauerstoffversorgung des Herzens. Damit schafft es günstige Voraussetzungen zur Verhinderung von Durchblutungsstörungen und Infarkten. Da Taurin auch die Leitfähigkeit des Reizleitungssystems verbessert, kann es sich bei Herzrhythmusstörungen bewähren.

Taurin wirkt auf mehreren unterschiedlichen Ebenen, um das Herz zu schützen. Einmal hilft es, den Blutflusswiderstand in den Wänden der Blutgefäße zu verringern. Es kann aber auch Nervenimpulse im Gehirn reduzieren, die den Blutdruck erhöhen.[29] Außerdem ergaben Forschungen, dass Taurin als Nahrungsergänzung Entzündungen und Verdickungen der Arterien verringert. Damit ließe sich das Risiko für Herzerkrankungen drastisch verringern.[30]

Weitere Forschungen dazu sind wünschenswert.

---

29 Militante, J.D. et al., 2002; Abebe, W. et al., 2011; Rahman, M.M. et al., 2011.

30 Murakami, S., 2014; Vitamin Express: Taurin, 2023.

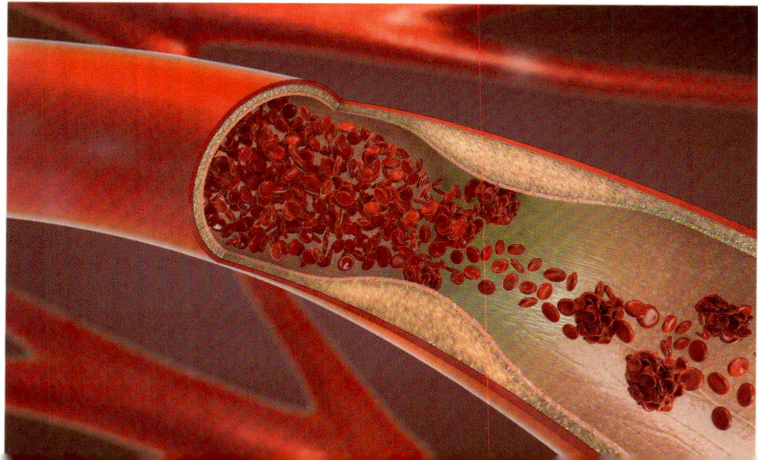

Taurin stärkt die Gehirnleistung

Bei vielen Menschen lässt mit dem Älterwerden die Gedächtnisfähigkeit nach. Es kommt zu Wortfindungsstörungen, und Namen fallen ihnen nicht mehr oder nur verzögert ein. Neue Informationen lassen sich schlechter einprägen, wichtige alltägliche Dinge werden oft vergessen. Neues zu lernen fällt schwerer. Manchmal verliert das Gehirn im Verlauf des Alterungsprozesses insgesamt an Klarheit im Denken.

Bis zu einem gewissen Grad wird der Abbau der kognitiven Leistungsfähigkeit als ganz normaler »Verschleißprozess« angesehen. Dahinter muss nicht immer gleich ein beginnendes Demenzleiden stecken. Doch viel spricht dafür, dass wir uns mit nachlassenden Gehirnfunktionen keineswegs abfinden müssen.

Carina Rehberg berichtet in ihrem Beitrag »Die Vorteile von Taurin: Wirkung und Anwendung«[31] von Studien zu Taurin, die Anlass geben zu hoffen, dass sich dieser Verschleiß stoppen lässt und die nachlassenden Gehirnfunktionen wiederhergestellt werden können. Taurin ist offenbar in der Lage, die Funktion der Neurotransmitter zu stärken, die im Gehirn wichtige Botschaften übermitteln. So lässt sich die kognitive Leistung insgesamt verbes-

31 Rehberg, C., 2023.

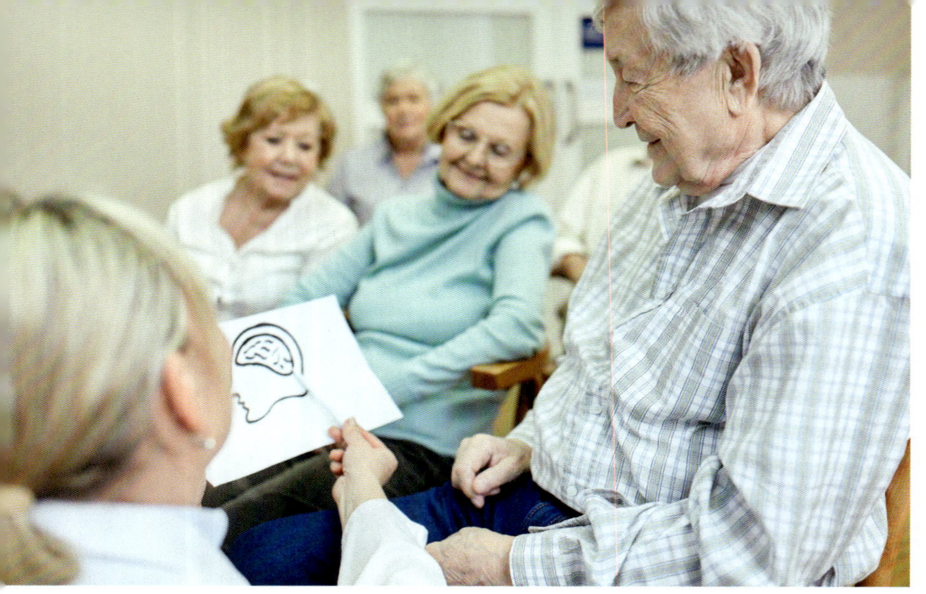

sern, vor allem die Gedächtnisleistung und die Lernfähigkeit. Taurin könnte sich eignen, die geistige Beweglichkeit und Vitalität im Alter zu erhöhen.

Eine der Studien dazu ergab, dass im Speichel alter Menschen, deren geistige Leistungsfähigkeit bereits leicht nachließ, weniger Taurin enthalten war als im Speichel Gesunder gleichen Alters. In einer weiteren Studie, an der vierzig Versuchspersonen im Alter von 60+ teilnahmen, zeigte sich: Taurin wirkt günstig auf etliche geistige Funktionen, beispielsweise auf das abstrakte Denken oder auf die Fähigkeit, bestimmte Dinge oder Lebenssituationen zu beurteilen.

Eine klinische Studie mit 48 Frauen in fortgeschrittenem Alter ergab: Die Einnahme von 1,5 Gramm Taurin einmal täglich 2 Wochen lang führte zu einer deutlichen Verringerung der Entzündungswerte im Blut. Außerdem stärkte es die Arbeit der Blut-

Hirn-Schranke.[32] Zu deren Aufgaben gehört es zu verhindern, dass Giftstoffe und Krankheitserreger aus dem Blut ins Gehirn gelangen. Funktioniert diese Barriere nicht richtig, kann es zu Erkrankungen wie Alzheimer-Demenz oder Multipler Sklerose kommen. Taurin erhöht die Schutzwirkung offenbar. So könnte sich die verbesserte kognitive Leistungsfähigkeit erklären.

Taurin gegen Demenz

Forscher in Südkorea untersuchten bei 31 älteren Frauen, die an Demenz erkrankt waren, ob eine Nahrungsergänzung mit Taurin Einfluss auf die Symptome ihrer Krankheit hatte. Sie gaben den Versuchspersonen täglich 3 Gramm Taurin und konnten zunächst einmal einen deutlichen Anstieg der Taurinkonzentration im Blutserum und im Urin feststellen. Das Mittel war jedenfalls im Körper angekommen.

Was aber weit interessanter ist: Taurin führte außerdem zu positiven Veränderungen in der Sprechfähigkeit und bei den sogenannten »exekutiven Funktionen«. Die Hirnforschung versteht darunter diejenigen psychischen Fähigkeiten, die der Ausführung von Handlungen unmittelbar vorangehen oder sie begleiten. Dazu gehören auch Selbstmotivation, Willensbildung und Initiative. Solche geistigen Fähigkeiten sind überall im Alltag von zentraler Bedeutung. Eine eigenständige Lebensführung ist ohne sie nicht möglich.

32 Chen, C., et al. 2019; Rehberg, C., 2023.

Man kann diese Fähigkeiten mit unterschiedlichen Methoden testen und messen. So lässt sich ein ziemlich verlässliches Bild über die Veränderungen der psychischen Fähigkeiten von Demenzkranken nach der Einnahme von Taurin gewinnen.[33]

Untersuchungen haben gezeigt, dass der Taurinspiegel im Blut von Patienten mit Parkinson besonders niedrig ist. Taurinmangel kann daher am Entstehen der Krankheit beteiligt sein. Möglicherweise leistet Taurin einen Beitrag bei der Behandlung von Parkinson. Bei Diabetikern verstärkt Taurin außerdem die Funktion der Neurotransmitter, was bei ihnen zu einem verbesserten Kurzzeitgedächtnis und zu Besserungen bei Depressionen führte.[34] Die Neurotransmitter sind für den Kontakt zwischen den Nervenzellen verantwortlich.

Taurin schützt die Augen

Taurin spielt eine entscheidende Rolle dabei, unsere Augen gesund zu erhalten und »den klaren Durchblick« zu behalten. Das Mittel verfügt über antioxidative Fähigkeiten, die uns vor Augenproblemen schützen, wie sie verstärkt im Alter auftreten. Dazu zählt die Makuladegeneration, bei der Veränderungen an der Netzhaut entstehen. Sie können zum Nachlassen der Sehfähigkeit bis hin zur Blindheit führen.

---

33 Gao, R., Bae M. A. et al., 2019.

34 Douwes, F. R., 2016.

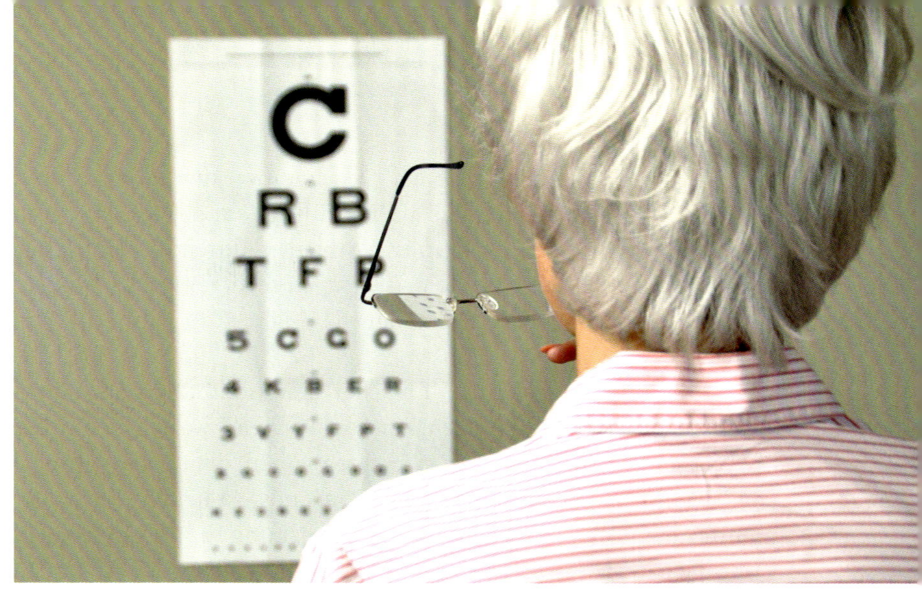

Jeder dritte über 60 ist hierzulande inzwischen von dieser Krankheit betroffen. Frühformen davon zeigen sich bei 20 Prozent der 65- bis 74-Jährigen. Mögliche Ursachen sind: genetische Veranlagung, Rauchen, starke UV-Strahlung und oxidativer Stress durch Entzündungsprozesse.[35]

Aber auch das gehäufte Auftreten von Grauem Star (Katarakt) bei alten Menschen hängt offenbar mit zu wenig im Körper vorhandenem Taurin zusammen. Zwar lässt sich die Trübung heute relativ unkompliziert auf operativem Wege beseitigen. Dennoch: Vorbeugen durch rechtzeitiges Zuführen von Taurin über die Nahrung könnte die einfachere und sicherere Methode sein, schädliche freie Radikale auszuschalten und so dauerhaft klar sehen zu können.

35 Friedrichsen, H. P., 2020.

Da ein Taurinmangel zu einer Degeneration der Netzhaut und in der Folge zu Netzhautablösungen führen kann, die sich kaum je wieder zurückbilden lassen, ist Vorbeugen durch die Einnahme von Taurin der günstigste Weg, die Augen rechtzeitig zu schützen.

Eine Studie zu diesem Thema aus dem Jahr 2019 nahm die Makuladegeneration (Makulopathie) genauer ins Blickfeld. Mithilfe von Mäusen versuchten die Forscher herauszufinden, ob Taurin die Augen wirksam schützen kann. Auffallend war: Die von der Krankheit betroffenen Augen zeigten einen deutlichen Mangel an Taurin. Gab man nun Taurin intravenös, so ließen die Sehbeschwerden nach. Eine deutliche Schutzwirkung für die betroffenen Sehzellen war feststellbar. Die Forscher empfehlen daher, Taurin als Therapiemöglichkeit bei der Behandlung von Netzhauterkrankungen mit einzubeziehen.[36]

Taurin verbessert die Hörfähigkeit

In etlichen Studien konnte festgestellt werden, dass die biochemischen Vorgänge, die zum Nachlassen der Hörfähigkeit führen, sich zumindest teilweise wieder rückgängig machen lassen. Besserungen ergaben sich auch bei Tinnitus. In den Ländern der westlichen Welt sind Ohrgeräusche dieser Art weit verbreitet. Reizüberflutung und Stressbelastungen gehören mit zu den Ursachen. Die mit dieser Krankheit verbundenen Störgeräusche ließen sich bei einem Teil der Versuchspersonen fast vollständig beseitigen.

36 Tao, Y. et al., 2019; Friedrichsen, H. P., 2020; Rehberg, C., 2023.

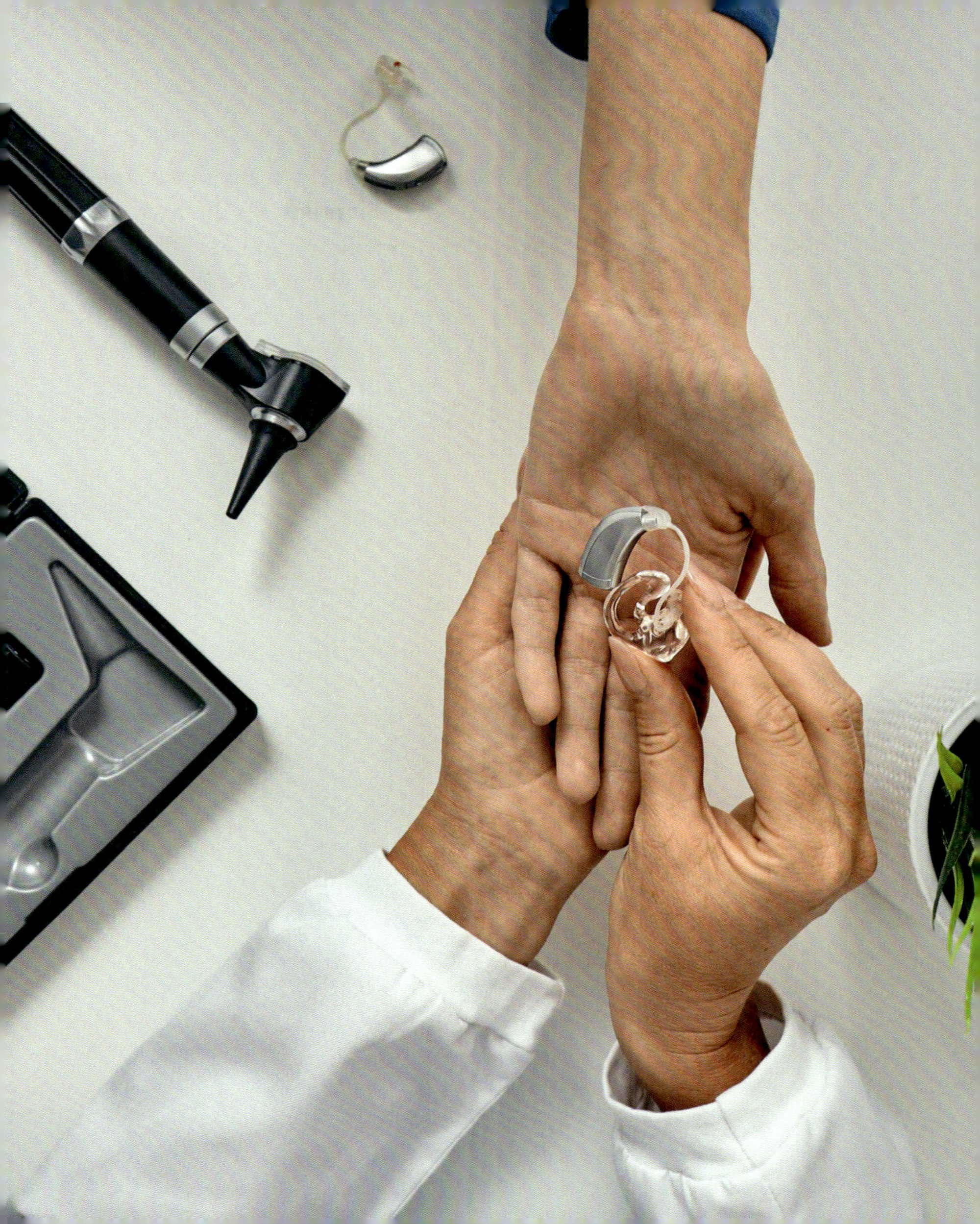

Ein großer Teil an Gehörschäden besteht nicht in einer mechanischen Abnutzung der Hörorgane. Er ist vielmehr auf die nachlassende Funktion der Nervenzellen zurückzuführen, die Schallwellen in elektrische Energie umwandeln, welche wir in unserem Gehirn wahrnehmen. Wie auch andere Nervenzellen sind diese sogenannten Haarzellen auf das Fließen von Kalziumionen in und zwischen den Zellen angewiesen. Offenbar ist Taurin imstande, den Fluss der Kalziumionen zu regulieren. In einer Pilotstudie zeigten sich bei 12 Prozent der Teilnehmer ermutigende Ergebnisse.[37]

---

37 Brozoski, T. J. et al., 2010; Vitamin Express: Taurin, 2023.

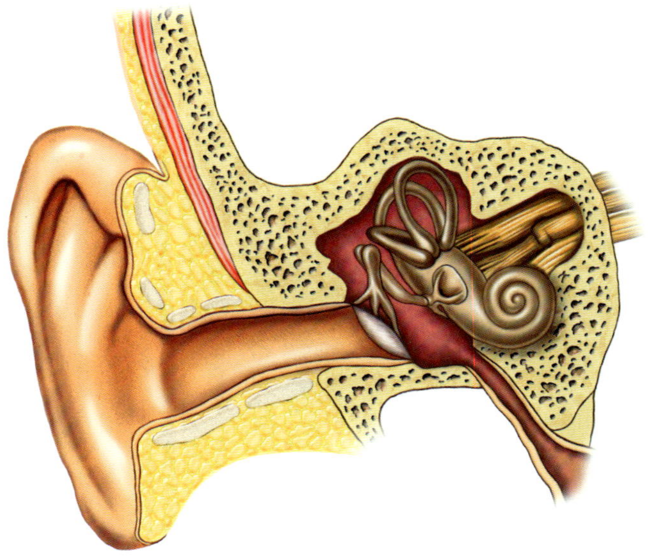

Taurin bei Diabetes Typ 2

Taurin eignet sich, die Blutzuckerwerte zu verbessern. Mehrere Studien zeigen: Eine Nahrungsergänzung mit Taurin kann den Nüchternblutzuckerspiegel bei Ratten mit Diabetes senken, ohne dass eine Änderung in der Ernährung oder in der Bewegungsintensität vorgenommen wurde.[38]

Nüchternblutzuckerwerte sind für die Diagnose und für die Beurteilung der weiteren Krankheitsentwicklung von Bedeutung. Ein hoher Nüchternblutzuckerspiegel gilt als Schlüssel für Diabetes Typ 2 und für etliche andere chronische Krankheiten.

Interessant ist: Bei Diabetikern findet man häufig niedrigere Taurinwerte im Blut als bei Gesunden. Das wird als weiterer Hinweis auf das Bestehen eines Zusammenhangs zwischen Taurinmangel und Diabetes gesehen.[39]

Eine Nahrungsergänzung mit Taurin könnte helfen, Typ-2-Diabetes zu verhindern, weil auf diese Weise der Blutzuckerspiegel gesenkt und die Insulinresistenz herabgesetzt werden kann.[40] Bei einer Insulinresistenz wirkt das Hormon Insulin nicht mehr richtig. Sie gilt als eine der Hauptursachen für das Entstehen von Typ-2-Diabetes. Hohe Blutzuckerwerte führen oft zu weiteren Erkrankungen wie Netzhautschädigungen der Augen, Herzinfarkten, Schlaganfällen und einer Schädigung der Nerven bis hin zu

38 Kim, K.S. et al., 2012; Vitamin Express: Taurin, 2023.

39 Jee, S.H. et al., 2005.

40 Franconi, F. et al., 2006; Takashi, I. et al., 2012.

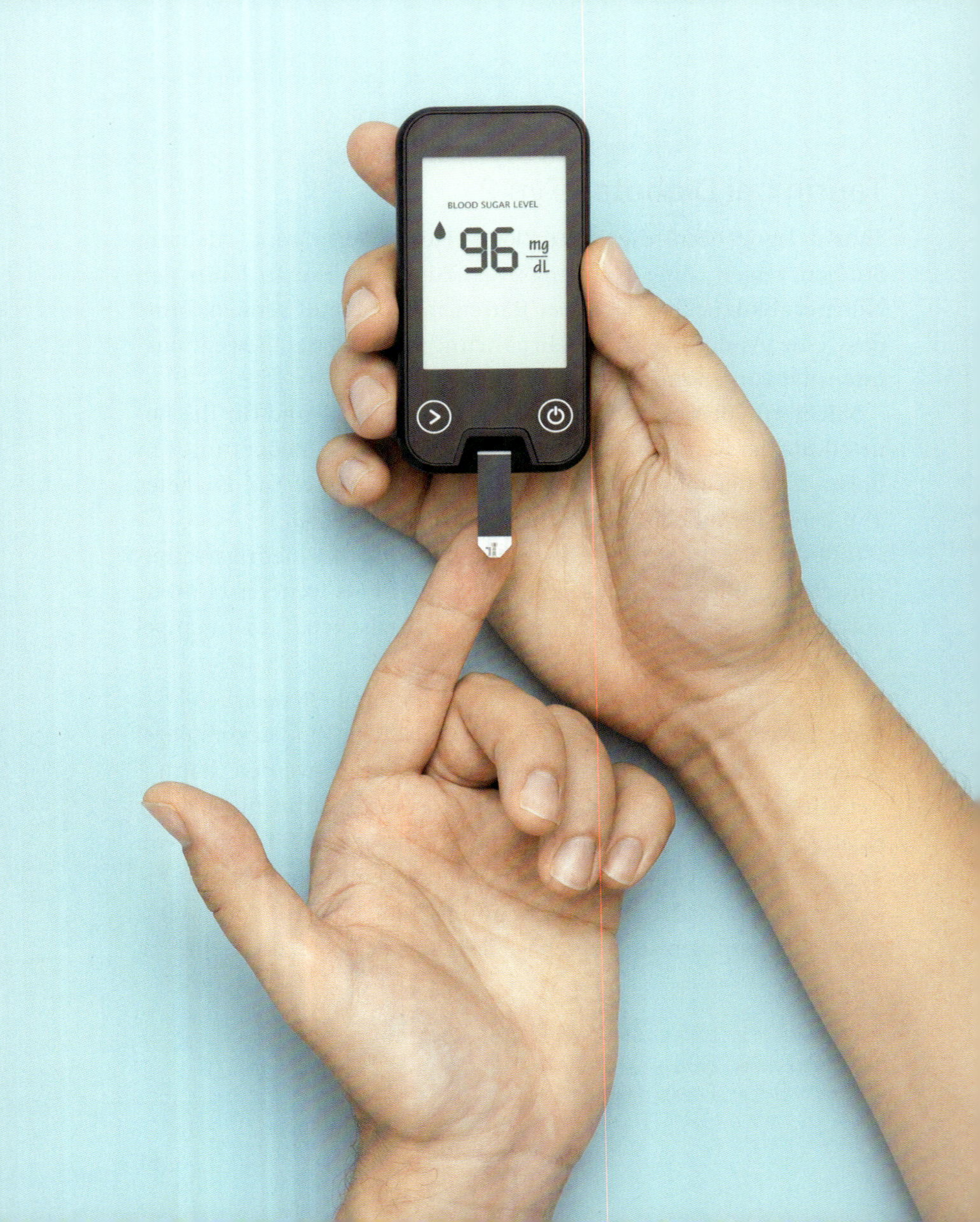
BLOOD SUGAR LEVEL
96 mg/dL

Gefühlsverlusten in den Füßen, die mitunter sogar zu einer Amputation führen können.

Auch hier sind weitere Studien wünschenswert.

Taurin erhöht die Leistung im Sport

Unter Sportlern gilt Taurin als beliebte Nahrungsergänzung. Die Leistungsfähigkeit lässt sich damit deutlich erhöhen, ohne mit irgendwelchen Dopingbestimmungen in Konflikt zu geraten. Außerdem wird die Erholungszeit nach anstrengenden Wettbewerben verkürzt. Auch das Auftreten von Muskelkater kann man dadurch deutlich reduzieren, denn Taurin baut die Milchsäureeinlagerungen in den Muskeln, die für Muskelkater verantwortlich sind, schneller ab.

In Tierversuchen ließ sich nachweisen, dass Taurin mehr Muskelkraft erzeugt. Müdigkeit und Muskelschäden traten während des Trainings vermindert auf. In Studien am Menschen zeigte sich, dass nach der Einnahme von Taurin Abfallprodukte besser aus dem Körper entfernt wurden, die zu Müdigkeit führen. Zugleich entstand ein stärkerer Schutz der Muskeln vor Zellschäden und oxidativem Stress, bei dem sich verstärkt gesundheitsschädliche freie Radikale bilden können. Außerdem erhöhte sich die Fettverbrennung während des Trainings. Weitere Studien ergaben eine verbesserte Trainingsleistung bei trainierten Sportlern, die ihre Nahrung mit Taurin ergänzten. Radfahrer und Läufer konnten längere Strecken ermüdungsfrei zurücklegen. Bei Gewichthebern verminderte Taurin die Zahl der Muskelschäden sowie Muskelkater. Taurin kann die Gewichtsabnahme unterstützen, da es die Fettverbrennung erhöht – ein Thema, das in unserer Gesellschaft der Übergewichtigen durchaus von Bedeutung ist. Bei Radfahrern erhöhte die Einnahme von 1,66 Gramm Taurin die Fettverbrennung um 16 Prozent.[41]

Umgekehrt gilt: Sport erhöht den Taurinspiegel im Körper

Was auf den ersten Blick erstaunen lässt: Nicht nur das mit der Nahrung zugeführte Taurin erhöht die sportliche Leistung. Vielmehr gilt auch umgekehrt: Sport erhöht den Taurinspiegel im Körper.[42] Nun kann man mit Recht fragen, ob es dabei nicht um das altbekannte Problem geht: »Henne oder Ei – was war zuerst da?« Man kann auch abwarten, bis neue wissenschaftliche Erkenntnisse zu dieser Frage vorliegen. Am sinnvollsten ist es, beide Möglichkeiten zu nutzen, um damit den gesundheitlichen Vorteil für den eigenen Körper optimal auszuschöpfen. Konkret geht es darum, Taurin als Nahrungsergänzung dem Körper zuzuführen und sich zugleich mehr sportlich zu betätigen, ganz gleich auf welche Art. Das kann Laufen, Radfahren, Spazierengehen, Schwimmen oder Boxen sein. Hauptsache, man hat Spaß an dieser Sportart. Denn nur dann wird man dauerhaft dabeibleiben.

---

41 Grönke, S., MDR Wissen, »Energydrinks. Studie«, 2023; FeelGoodPal: Was ist Taurin?, 2022.

42 Grönke, S., a.a.O.

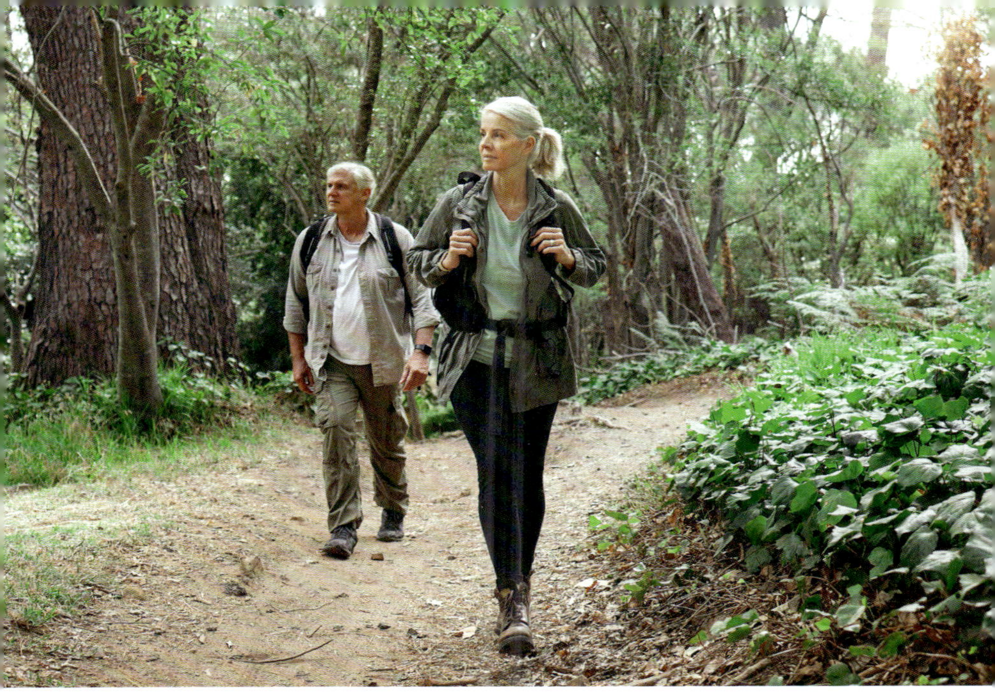

Taurin in Energydrinks

Zur Verbesserung der sportlichen Leistungen werden unter jungen Menschen häufig Energydrinks getrunken, beispielsweise das viel beworbene Red Bull, das auch in der Partyszene sehr beliebt ist. Für den vermeintlich »gesunden Anstrich« sind einigen dieser Drinks Zusatzstoffe wie Vitamin B, L-Carnitine oder Ginsengextrakt zugesetzt. Sie enthalten zwar auch das erwünschte Taurin, nämlich bis zu 4 Gramm pro Liter.[43] Vor allem aber enthalten sie

43 Kunze, N.; Beck, D., 2023.

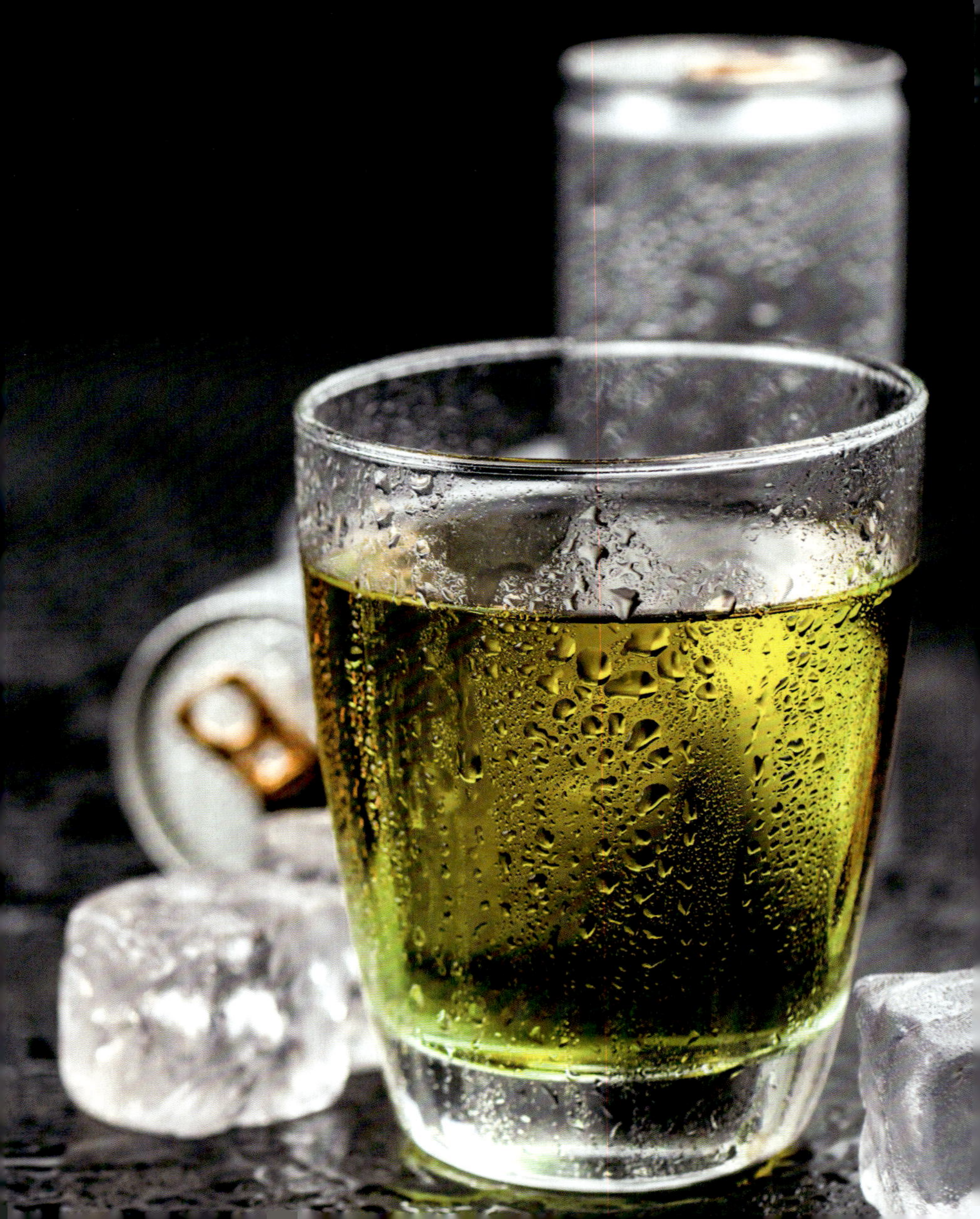

reichlich Zucker, Koffein und künstliche Farbstoffe. Diese Mixtur an Zusatzstoffen wirkt sich nicht günstig auf die Gesundheit aus. Statt dem Körper dringend benötigte Vitalstoffe zuzuführen, enthalten die meisten dieser Getränke nur unnütze »leere« Kalorien. Übermäßiger Zuckerkonsum begünstigt das Entstehen von Übergewicht und Diabetes Typ 2 schon bei jüngeren Menschen und ist daher nicht zu empfehlen. Wenn dann noch Alkohol dazu getrunken wird, kann die Wirkung solcher Partydrinks schnell aus dem Ruder laufen, weil sich die Inhaltsstoffe in ihrer Wirkung gegenseitig verstärken und so das Herz-Kreislauf-System belasten.

Es gibt zahlreiche Hinweise darauf, dass der erhöhte Konsum von Energydrinks auch die Leber schädigen kann. Was vermutlich an der Zugabe der oben schon erwähnten B-Vitamine liegt, die in hoher Konzentration zu Leberschäden führen können. Teilweise wird auch vor Hirnschädigungen durch Energydrinks bei jungen Menschen gewarnt, da deren Gehirnentwicklung noch nicht abgeschlossen ist.

Im folgenden Kapitel erhalten Sie einen Überblick, für wen es sich lohnt, Taurin als Nahrungsergänzung einzunehmen, und wer besser darauf verzichten sollte.

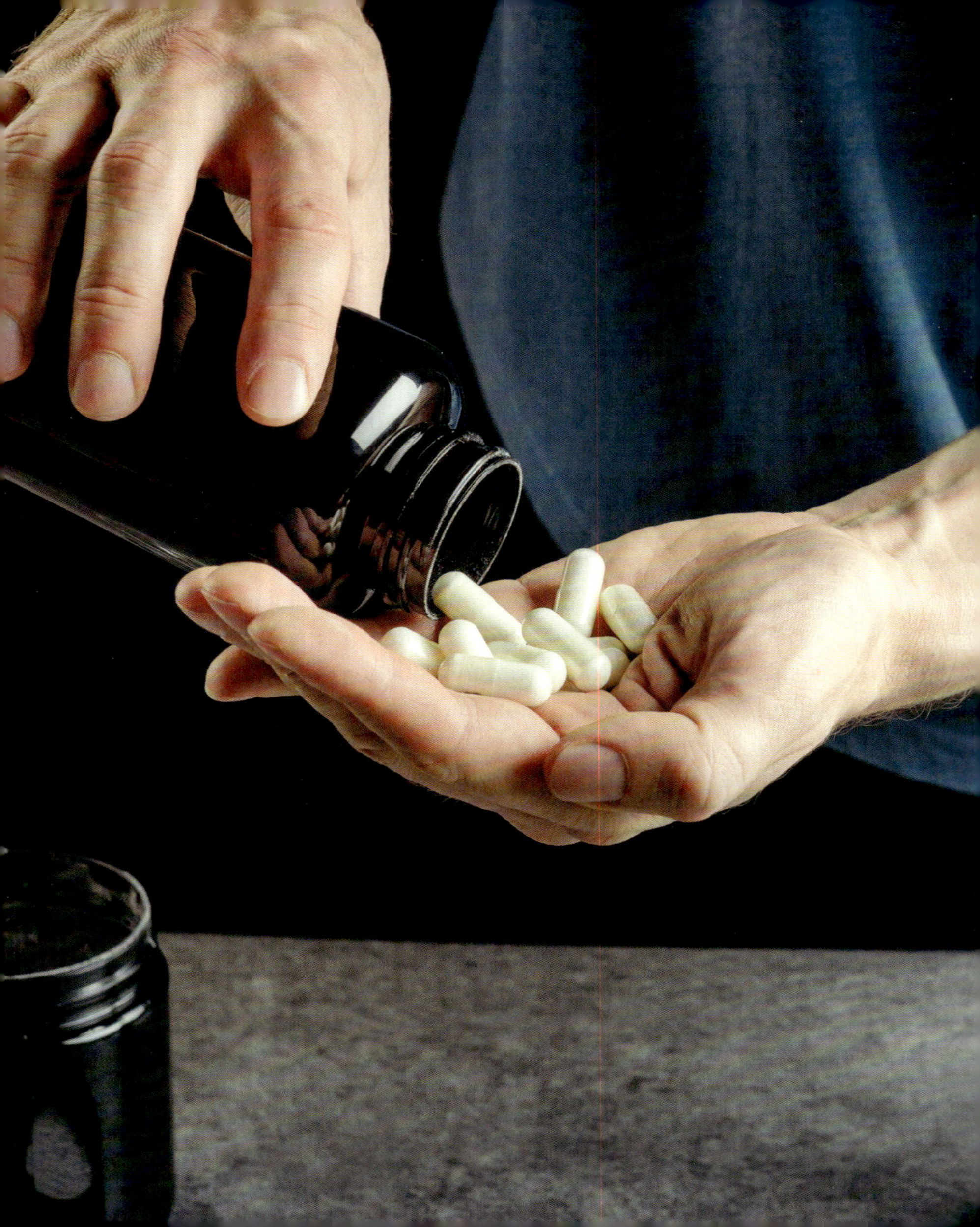

KAPITEL 7

WEM TAURIN HILFT

Zu empfehlen ist die Einnahme von Taurin besonders für folgende Personengruppen:

Erwachsene in jedem Alter

Taurin ist ein vielseitiger Nährstoff, der für Erwachsene aller Altersgruppen von Nutzen sein kann. Ob Sie als junger Mensch am Beginn ihrer Berufslaufbahn stehen oder sich als Erwachsener im mittleren Alter mit unterschiedlichen Verantwortlichkeiten herumschlagen: Taurin kann in jeder Lebensphase wertvolle Hilfe bieten. Senioren, die nach Möglichkeiten suchen, etwas zum Erhalt ihres Wohlbefindens zu tun, kann es helfen, gesund alt zu werden und ihre lebenswichtigen Körperfunktionen, vor allem die volle Lebensqualität, für lange Zeit aufrechtzuerhalten.

Da ab dem 60. Lebensjahr mit einem Rückgang der körpereigenen Taurinproduktion um bis zu 80 Prozent gerechnet werden muss, ist für Menschen im Alter von 60+ allemal eine Nahrungsergänzung mit Taurin angezeigt.

Sportler und Fitnessfans

Für Sportler und Fitnessbegeisterte steht Topform im Vordergrund. Die Frage, wie sich mithilfe von Taurin die körperliche Leistung erhöhen und Muskelschäden verringern lassen, ist Gegenstand der modernen Sportforschung. Sie bestätigt gute Erfolge bei der Leistungssteigerung, aber auch eine schnellere Erholung nach sportlichen Einsätzen.

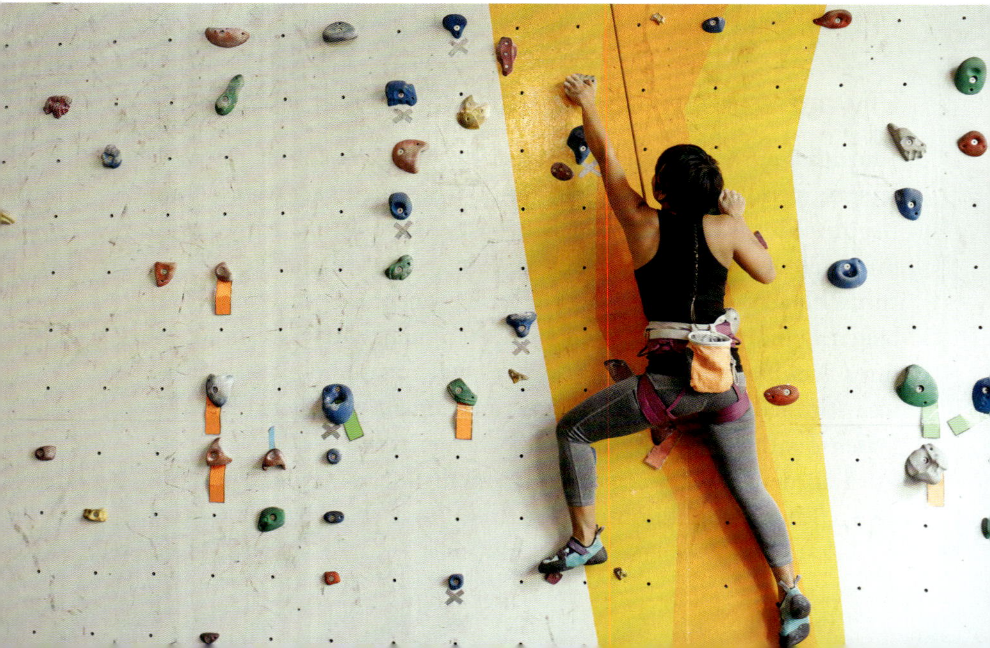

Menschen mit Augen- oder Gehörproblemen

Durch seine antioxidativen Fähigkeiten schützt Taurin die Augen vor oxidativem Stress. Das ist ein Zustand der Unausgewogenheit im Stoffwechsel, bei dem durch Oxidation Schäden an Zellen oder deren Funktion entstehen. Die normale Entgiftungs- und Reparaturfunktion der Zelle kann dadurch beeinträchtigt werden. Als Nahrungsergänzung kann Taurin bei altersbedingter Makuladegeneration, Katarakt und anderen Augenerkrankungen helfen. Das Einnehmen des Mittels verzögert möglicherweise das Auftreten dieser Krankheiten und hilft, die Sehkraft zu erhalten.

Bei Schwerhörigkeit oder Tinnitus lohnt der Einsatz von Taurin in ähnlicher Weise.

Menschen mit kognitiven Beeinträchtigungen

Fehler bei der Gedächtnisleistung und nachlassende geistige Klarheit im Denken beeinträchtigen uns häufig, wenn wir älter werden. Taurin scheint geeignet, die kognitiven Funktionen und die geistige Klarheit zu stärken. Indem es die Transmitteraktivität im Gehirn beeinflusst, hilft es, die optimale geistige Verfassung aufrechtzuerhalten oder sie bei bereits entstandenen leichten Beeinträchtigungen wiederherzustellen. Viele Demenzerkrankungen lassen sich so günstig beeinflussen oder vermeiden.

Menschen, die sich vegetarisch oder vegan ernähren

Bei vegetarischer oder veganer Ernährung stehen weniger Quellen zur Verfügung, Taurin mit der Nahrung aufzunehmen. Einen Überblick, welche Lebensmittel Taurin enthalten, bekommen Sie im folgenden Kapitel (siehe Seite 78/79). Eigenartigerweise hat man bei Menschen mit vegetarischer oder mit veganer Ernährungsweise keinen Mangel an Taurin feststellen können. Die Gründe dafür sind noch nicht bekannt. Fest steht nur: Wer sich vegetarisch oder vegan ernährt, lebt länger als Fleischesser.[44] Die Pflanzenesser

44 Fraser, G.E., 2009; Greger, M., 2016.

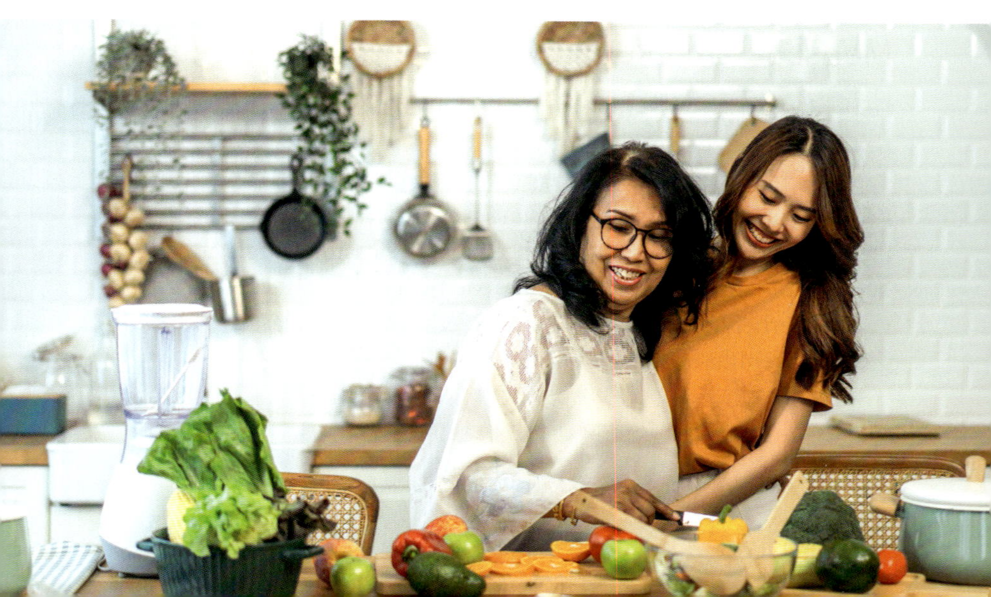

profitieren also schon von dem Vorteil der Langlebigkeit, den sich andere erst durch ergänzende Einnahme von Taurin verschaffen müssen. Dennoch kann eine Nahrungsergänzung mit Taurin auch für Menschen mit rein pflanzlicher Ernährungsweise entscheidende gesundheitliche Vorteile durch eine zusätzliche lebensverlängernde Wirkung bringen. Diese Wirkung von Taurin beträgt sehr wahrscheinlich bei Vegetariern mehr als ein Viertel ihrer Lebenszeit, während sie bei Fleischessern bei bis zu einem Viertel liegt. Genauere Untersuchungen dazu gibt es derzeit noch nicht.

Wer Taurin nicht einnehmen sollte

Taurin gilt allgemein als sehr sicheres Mittel, zu dem praktisch keine negativen Nebenwirkungen bekannt sind. Dennoch lassen sich **Wechselwirkungen mit anderen Medikamenten** nicht völlig ausschließen. Wenn dauerhaft Medikamente eingenommen werden müssen, sollte man die Reaktion auf Taurin im Auge behalten. Das gilt besonders für bestimmte Präparate, die bei Nieren- oder Lebererkrankungen eingesetzt werden. Am besten wenden Sie sich in solchen Fällen an Ihren behandelnden Arzt.

Allergische Reaktionen auf Taurin sind äußerst selten. Aber im Grunde gibt es keinen einzigen Stoff auf der Welt, auf den nicht irgendjemand mit Allergien reagieren könnte. Sollten also bei Ihnen Anhaltspunkte für Allergien gegen Taurin bestehen, ist es ratsam, auf die Einnahme von Taurin zu verzichten. In Zweifelsfällen wenden Sie sich am besten an einen Allergiespezialisten.

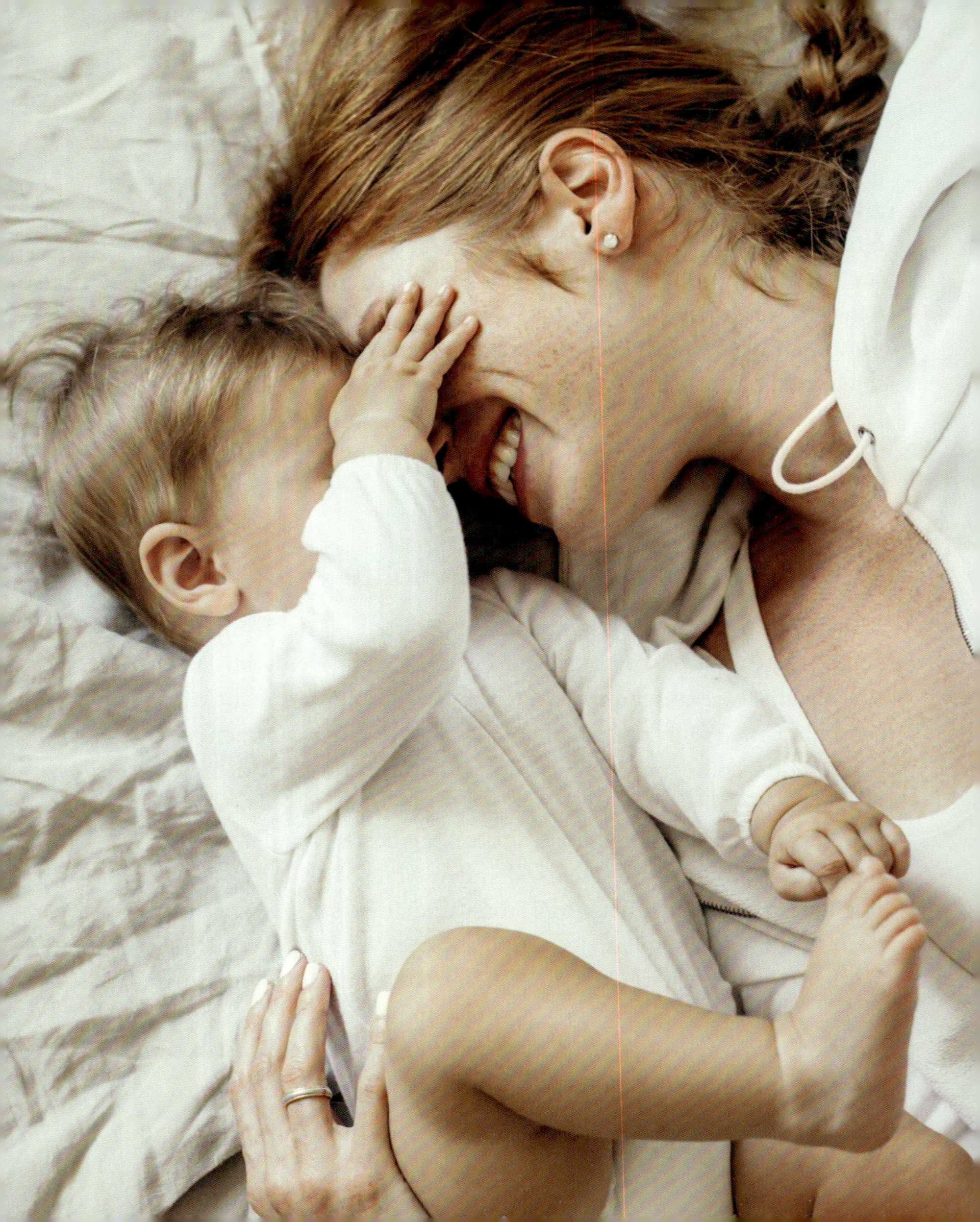

Taurin bei Schwangeren, Stillenden und bei Kindern

Forschungsergebnisse speziell zur Wirkung von Taurin auf schwangere und stillende Frauen gibt es bisher kaum. Wahrscheinlich ist es am günstigsten, während dieser doch vorübergehenden Phase vorsichtshalber auf die Einnahme von Taurin zu verzichten. Falls in dieser Zeit Anzeichen für einen Taurinmangel vorliegen, ist es ratsam, mit einem Arzt darüber zu sprechen, ob Taurin zugeführt werden soll oder nicht.

Wenn nichts auf das Vorliegen eines Taurinmangels hindeutet, ist eine Nahrungsergänzung mit Taurin bei Kindern eher nicht erforderlich. Bei ihnen funktioniert der körpereigene Taurinnachschub normalerweise noch ausgezeichnet. In Zweifelsfällen empfiehlt es sich, den Rat eines Kinderarztes einzuholen.

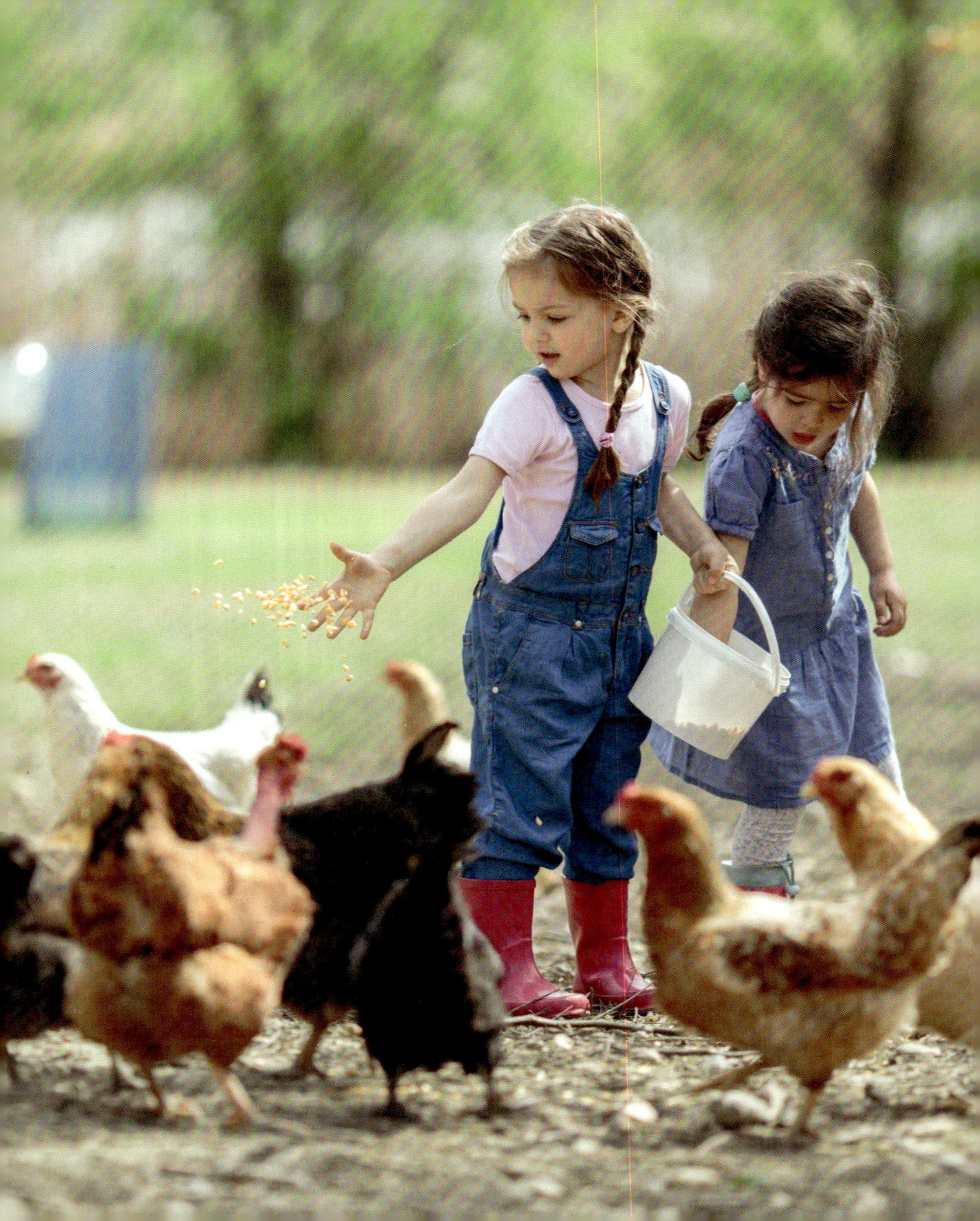

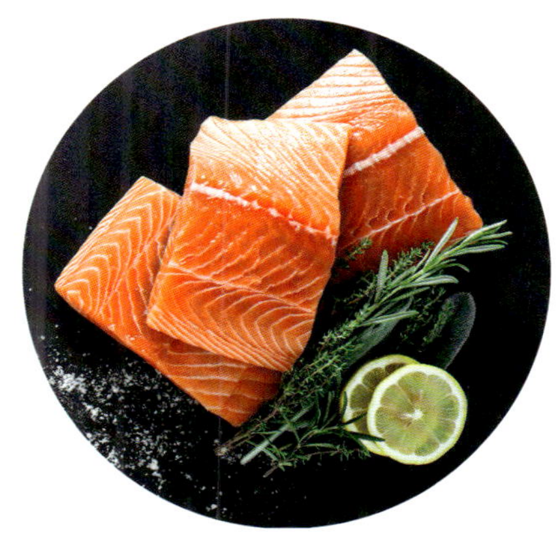

KAPITEL 8

TAURIN KOMMT BESONDERS IN TIERISCHEN LEBENSMITTELN VOR

Wenn Sie sich so ernähren wollen, dass Ihr Körper ausreichend Taurin aufnimmt, sollten Sie berücksichtigen: Taurin findet sich fast ausschließlich in tierischen Lebensmitteln. Pflanzliche Nahrung enthält praktisch kein Taurin – abgesehen von einigen Rotalgen, die in der Ernährung von uns Europäern aber keine nennenswerte Rolle spielen.

Besonders viel Taurin enthält dunkles Fleisch von Huhn und Pute aus Biohaltung. Bei Tieren aus der (noch) üblichen Stallzucht findet sich weniger Taurin, ebenso in hellem Hühner- und Putenfleisch. Auch Lammfleisch, Lachsfilet, Shrimps und Muscheln sind

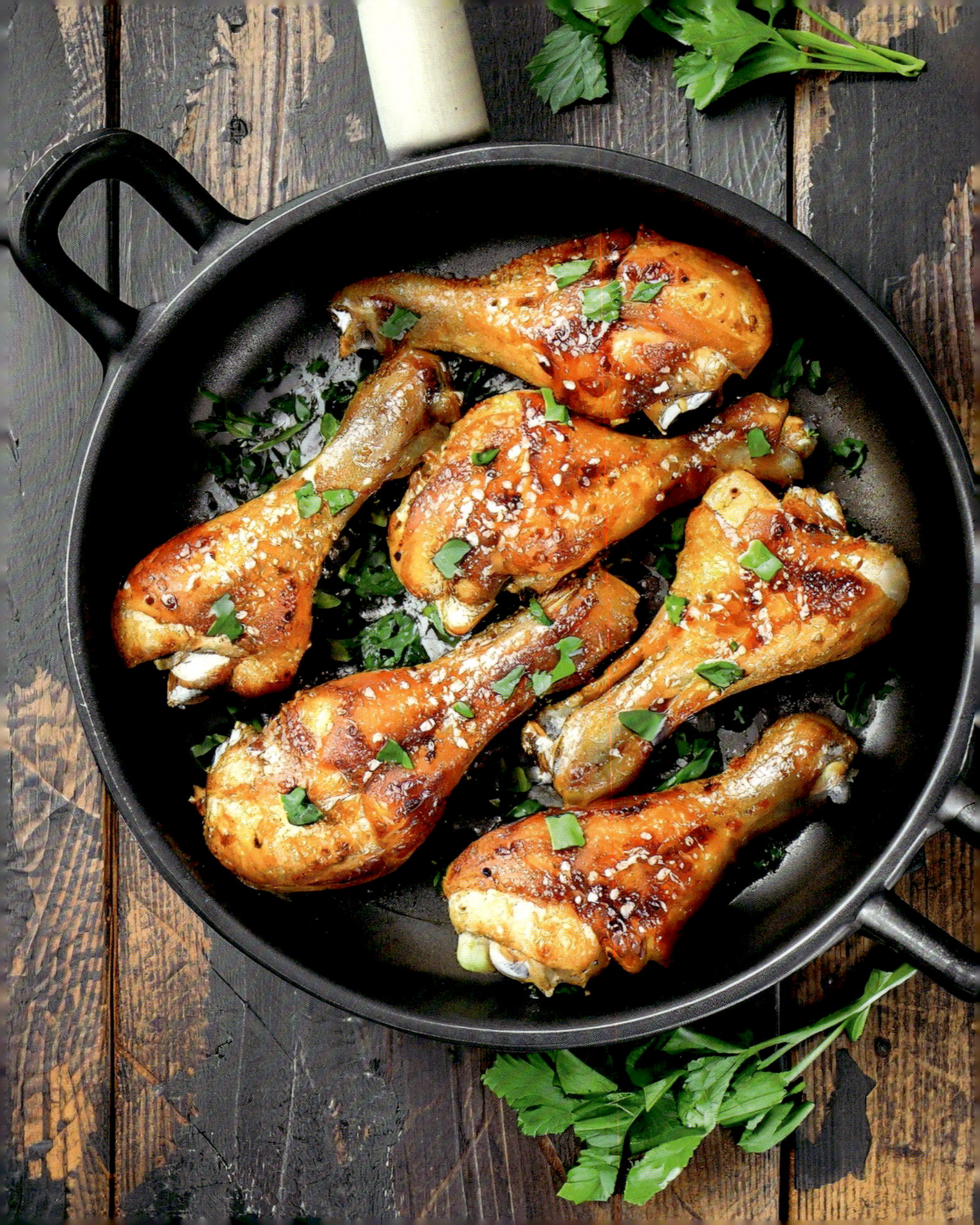

relativ gute Taurinquellen. Dagegen enthalten Gemüse und Eier überhaupt kein Taurin.[45]

Beim Verarbeiten von Lebensmitteln durch Erhitzen, Kochen, Braten, Grillen oder Räuchern muss mit einem deutlichen Verlust an Taurin von 60, teilweise bis zu 100 Prozent gerechnet werden.

---

45 Seidel, U. et al., 2018.

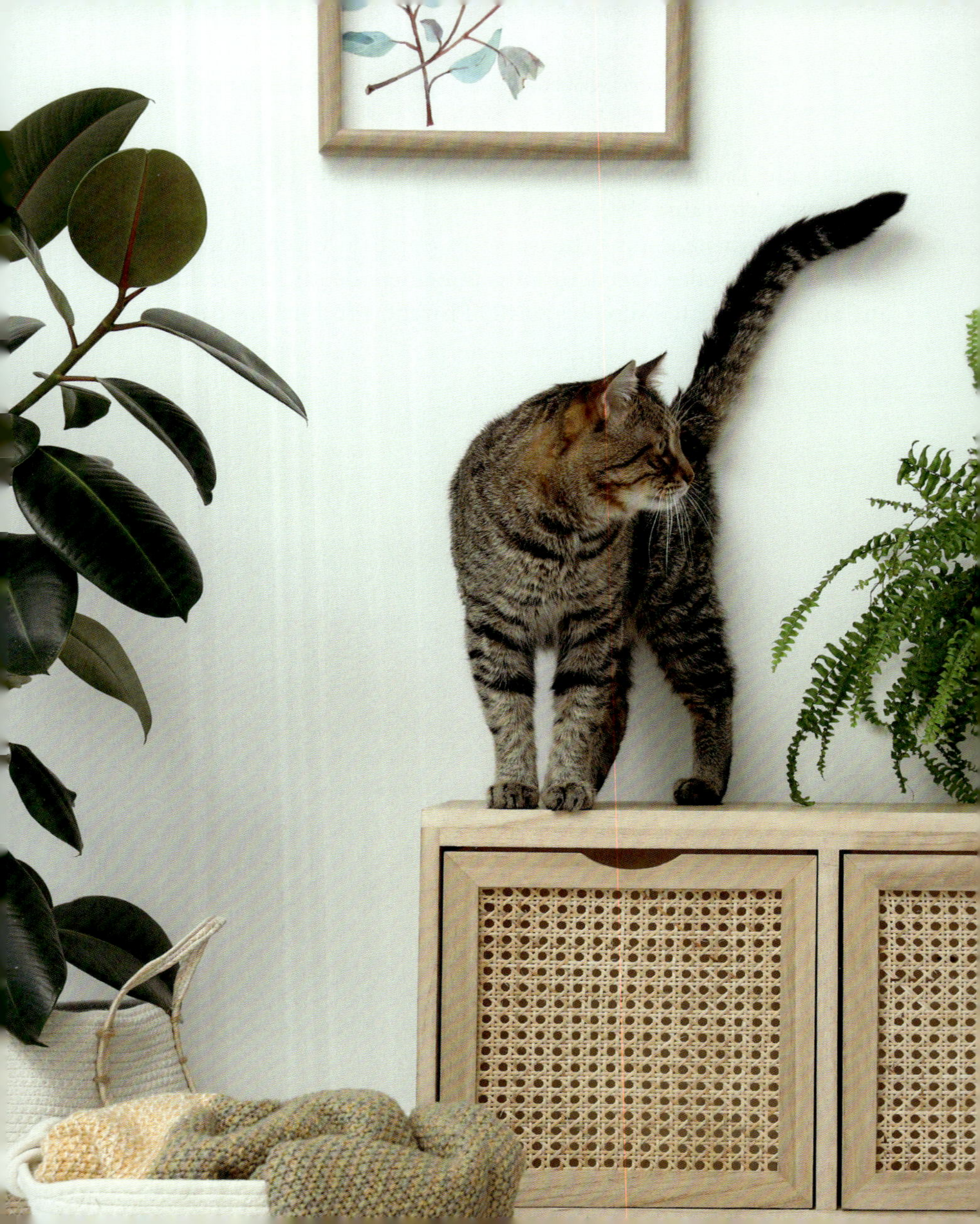

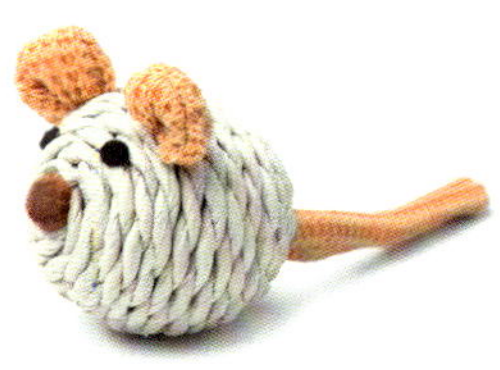

KAPITEL 9

TAURIN BEI HAUSTIEREN UND PFERDEN

Katzen

Katzen können im Gegensatz zum Menschen und zu den meisten anderen Tieren Taurin nicht selbst in ihrem Körper herstellen. Sie sind daher ganz auf die Zufuhr über ihre Nahrung angewiesen. Für Wildkatzen kein Problem: Sie jagen Mäuse und andere Beutetiere in der Natur.

Symptome eines Taurinmangels zeigen sich bei Katzen meist erst ziemlich spät. Es kann bei ihnen zu Mangelerscheinungen wie Netzhautablösung kommen, die zum Erblinden der Tiere führen. Auch andere nicht reversible Schäden wie Unfruchtbarkeit oder die Fehlentwicklung von Föten können auftreten.

Wie stellt man sicher, dass die Katze genügend Taurin erhält? Wenn dem Tier genügend natürliche Nahrungsanteile aus rohem Fleisch, speziell aus Muskelfleisch und aus Innereien wie Herz und Leber zur Verfügung stehen, lässt sich der Bedarf an Taurin decken.

Die meisten Hauskatzen haben in ihrem Lebensraum heute nicht mehr die Möglichkeit, genügend Mäuse zu fangen. Deshalb ist es häufig notwendig, auf Taurinergänzungspräparate zurückzugreifen. In Pulverform löst man sie in lauwarmem Wasser auf und gibt sie zum Futter.

Die Dosierung lässt sich schwer allgemein angeben. Sie hängt davon ab, wie viel Taurin das Tier sonst noch mit seiner Nahrung aufnimmt. Der Gesamtbedarf an Taurin wird für Katzen mit täglich 2,5 Gramm angegeben. Das ist etwa eine kleine Messerspitze voll Taurinpulver.

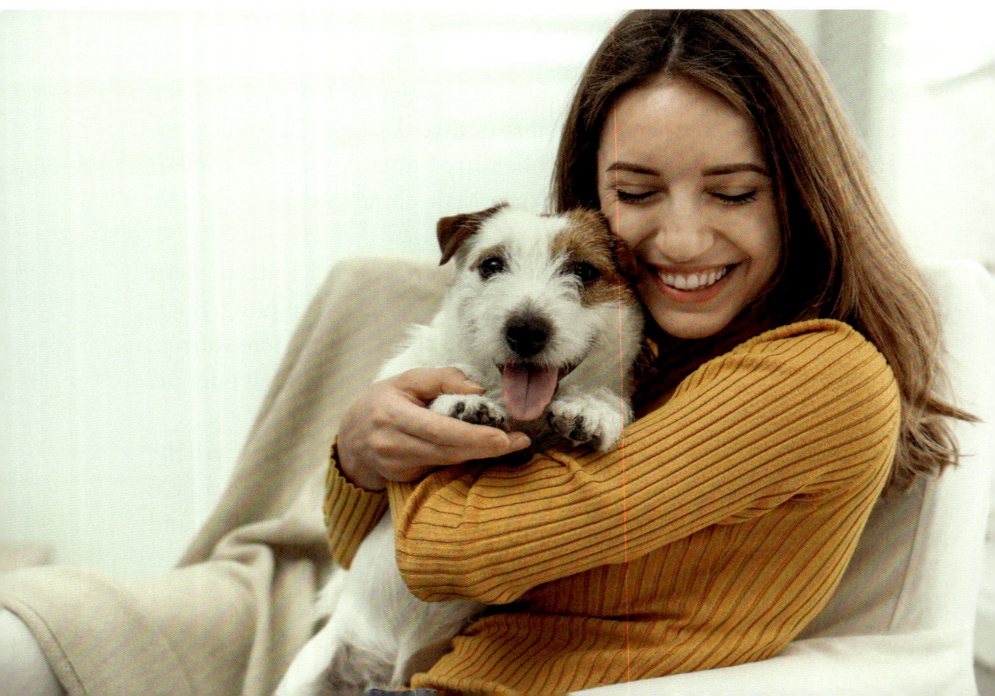

Hunde

Hunde sind normalerweise in der Lage, in ihrem Körper selbst ausreichend Taurin herzustellen – jedenfalls, solange sie gesund sind. Wird Ihr Hund alt oder krank, so kann die Zugabe von Taurin von großem Nutzen sein.

Dass auch Hunde altern, weiß jeder. Weit schwerer ist es, im Alltag mitzuerleben, wenn ein Tier, das uns über Jahre wach und aktiv durch unser Leben begleitet hat, allmählich teilnahmslos und apathisch wird, offensichtlich unter Arthroseschmerzen leidet und sich nicht mehr bewegen mag, weil es eben alt ist.

Eine Zufütterung von Taurin kann hier manchmal Wunder bewirken. Sie ist vor allem dann sinnvoll, wenn Sie bei Ihrem Hund das Auftreten folgender Krankheitssymptome bemerken:

- Bewegungsunlust
- Gewichtsverlust
- Husten
- Kollaps
- Konditionsverlust
- nachlassende Sehkraft
- Schmerzen
- Schwäche
- Teilnahmslosigkeit
- vermehrtes Hecheln

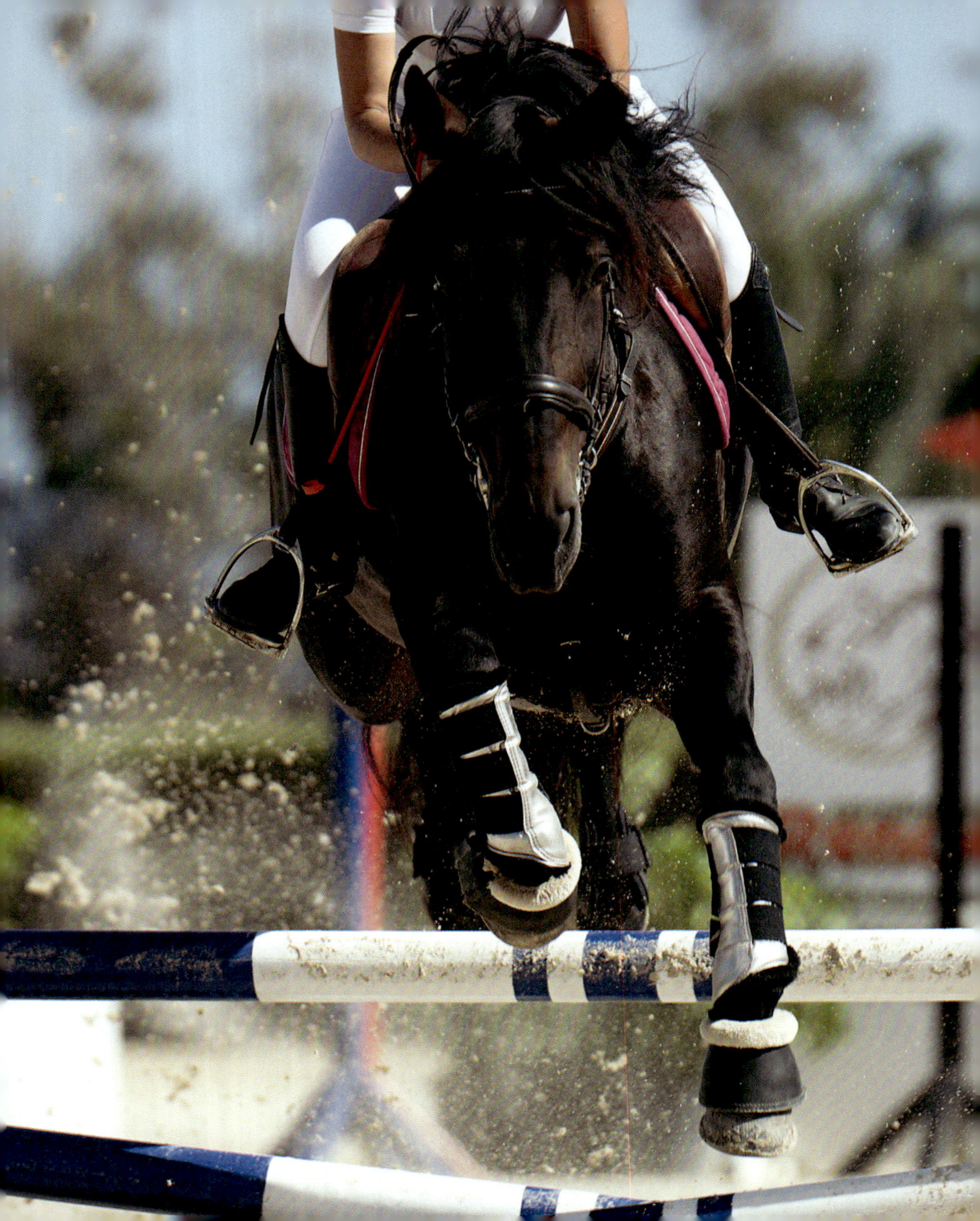

Die Dosierung lässt sich ähnlich wie bei den Katzen nur schwer einheitlich angeben. Sie richtet sich nach der Größe des Tieres, nach seiner Ernährung, dem Alter und den vorhandenen Krankheitssymptomen. Allgemein lässt sich als mittlere Dosierung 2,5 Gramm empfehlen. Das ist etwa eine kleine Messerspitze mit reinem Taurinpulver – ins Futter gemischt. Größeren Tieren kann man etwas mehr geben, kleineren eher weniger. Selbst bei einer Überdosierung sind keine Probleme zu erwarten. In Zweifelsfällen fragen Sie einen Tierarzt um Rat.

Andere Haustiere

Über die Anwendung von Taurin bei anderen Haustieren wie Hamstern, Zwergkaninchen, Papageien oder Meerschweinchen liegen bisher keine Ergebnisse vor. Ebenso fehlt es an Erfahrungen mit Zuchttieren wie Rindern, Schweinen, Schafen oder Pferden.

Bei Turnier- und Rennpferden könnte eine Verbesserung der sportlichen Leistungen durch Taurin erreichbar sein. Dazu wären tiermedizinische Forschungen wünschenswert.

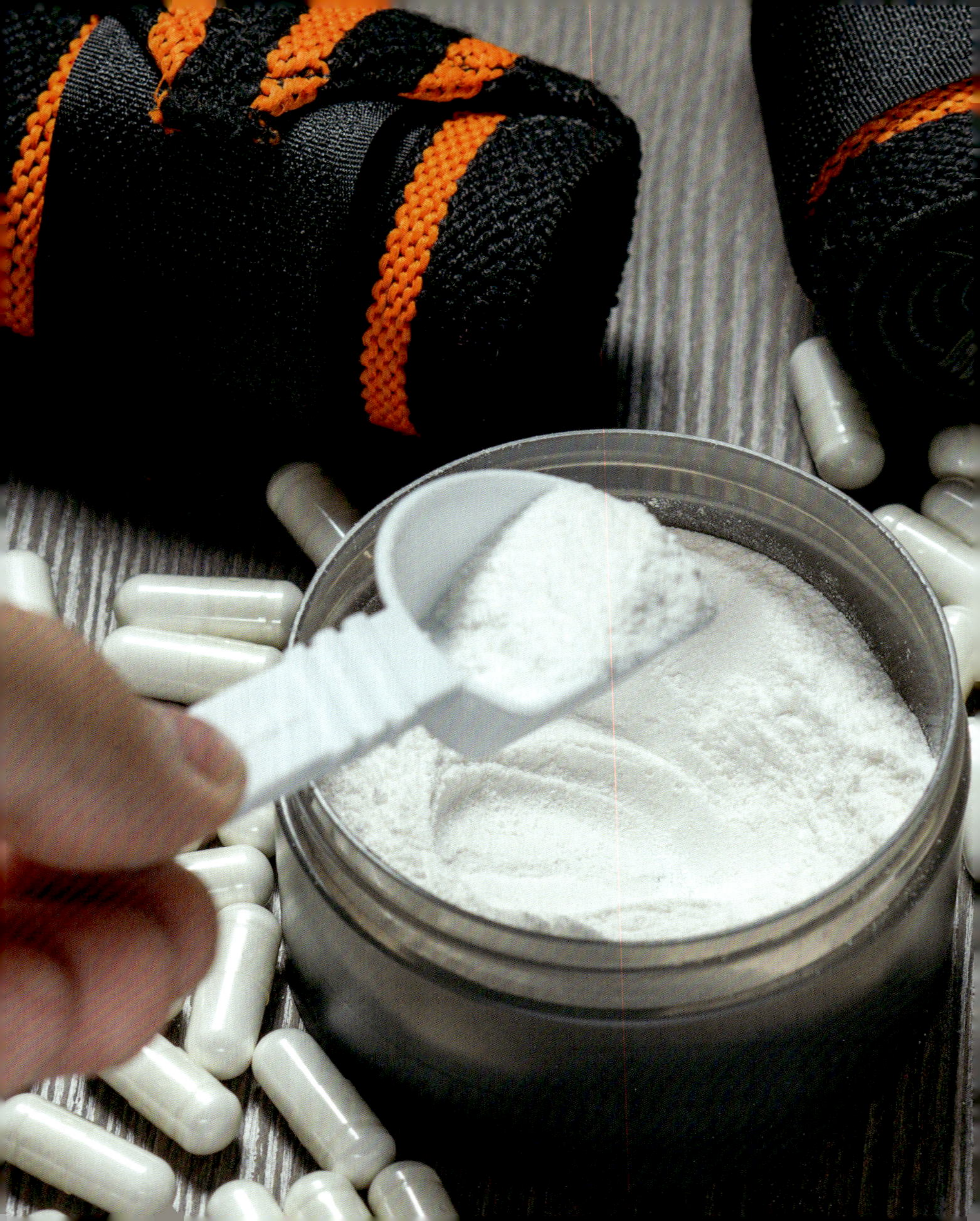

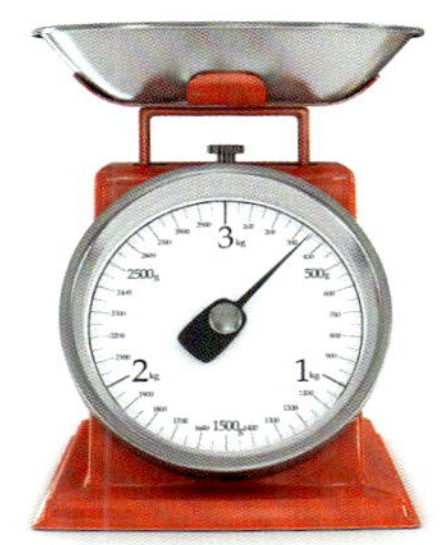

KAPITEL 10

DOSIERUNG FÜR MENSCHEN

Der genaue Bedarf an Taurin lässt sich schwer allgemein mit einem exakten Wert angeben, weil der Körper ja normalerweise selbst noch Taurin herstellt, im Alter allerdings häufig nur noch in sehr geringer Menge. Daher sollte der bestehende Mangelzustand über den Weg der Nahrungsergänzung ausgeglichen werden.

In der Fachliteratur finden sich sehr unterschiedliche Angaben zur Dosierung von Taurin. Teilweise werden 3 Gramm als tägliche Dosis genannt. Die übliche Dosierung liegt zwischen 0,5 Gramm und 2 Gramm pro Tag. Aber auch bis zu 3 Gramm gelten als vollkommen sicher. Man kann sie ein Leben lang einnehmen, ohne Nebenwirkungen befürchten zu müssen.

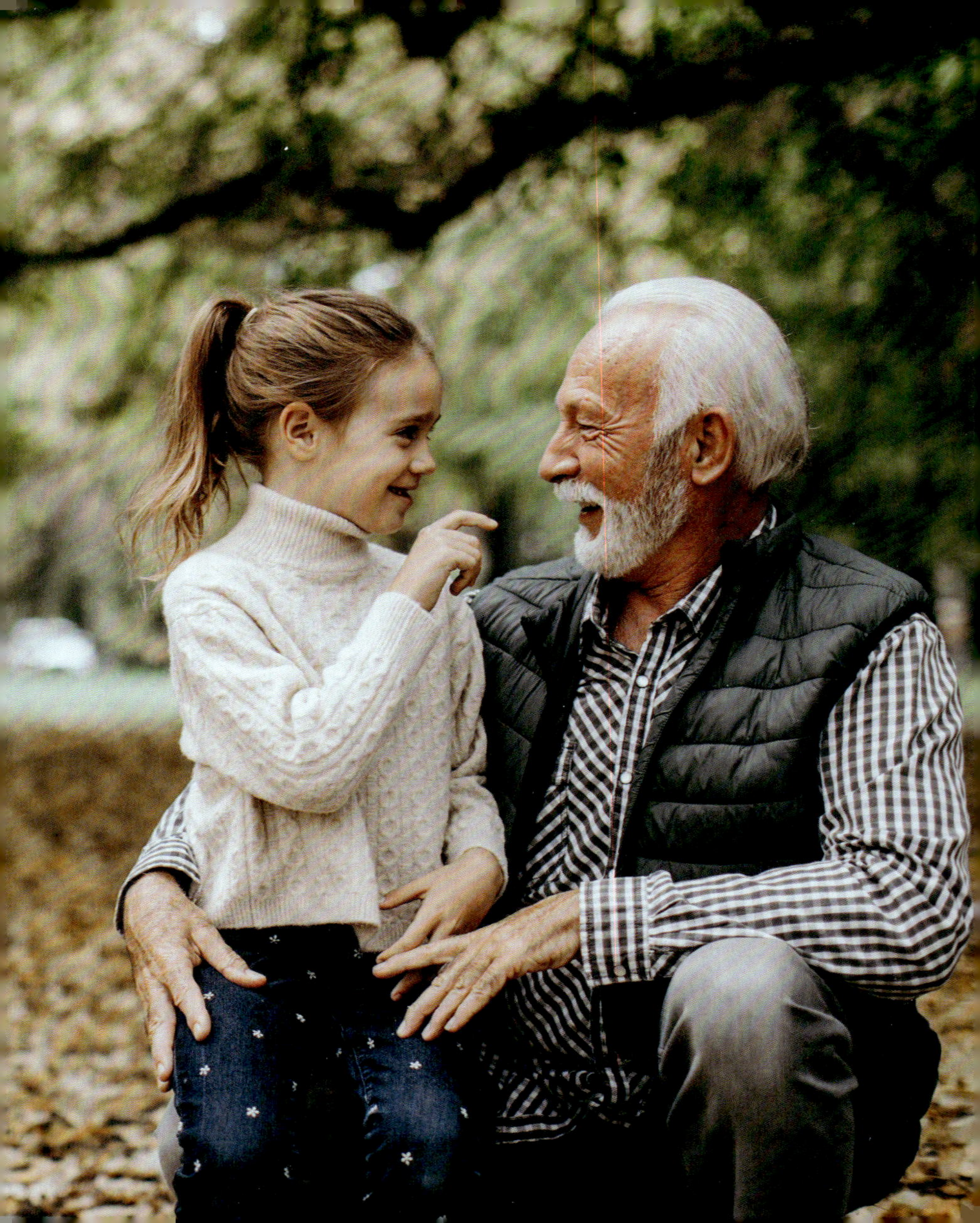

Wenn Sie eine Messerspitze voll mit Taurinpulver oder 2 Taurinkapseln einnehmen, liegen Sie im empfohlenen Einnahmebereich.

In Versuchen hat man mit noch viel höheren Dosierungen von bis zu 1 Gramm pro Kilogramm Körpergewicht pro Tag gearbeitet. Mehr Wirkung nach dem Prinzip »viel hilft viel« ließ sich so nicht erreichen. Jedoch konnte man feststellen, dass Taurin in derart hoher Dosierung auch beruhigend wirkt und keine Nebenwirkungen auftreten.[46]

Taurin zu überdosieren ist schwer, aber keineswegs unmöglich. Letztlich lässt sich jedes Lebensmittel überdosieren. Wenn jemand einen Sack voll Kartoffeln auf einmal aufisst, wird es ihm vermutlich hinterher schlecht gehen. Daraus lässt sich aber nicht schließen, dass Kartoffeln ungenießbar sind. Mit Taurin verhält es sich nicht anders.

---

46 Shao, A.; Hathcock, J.N., 2008.

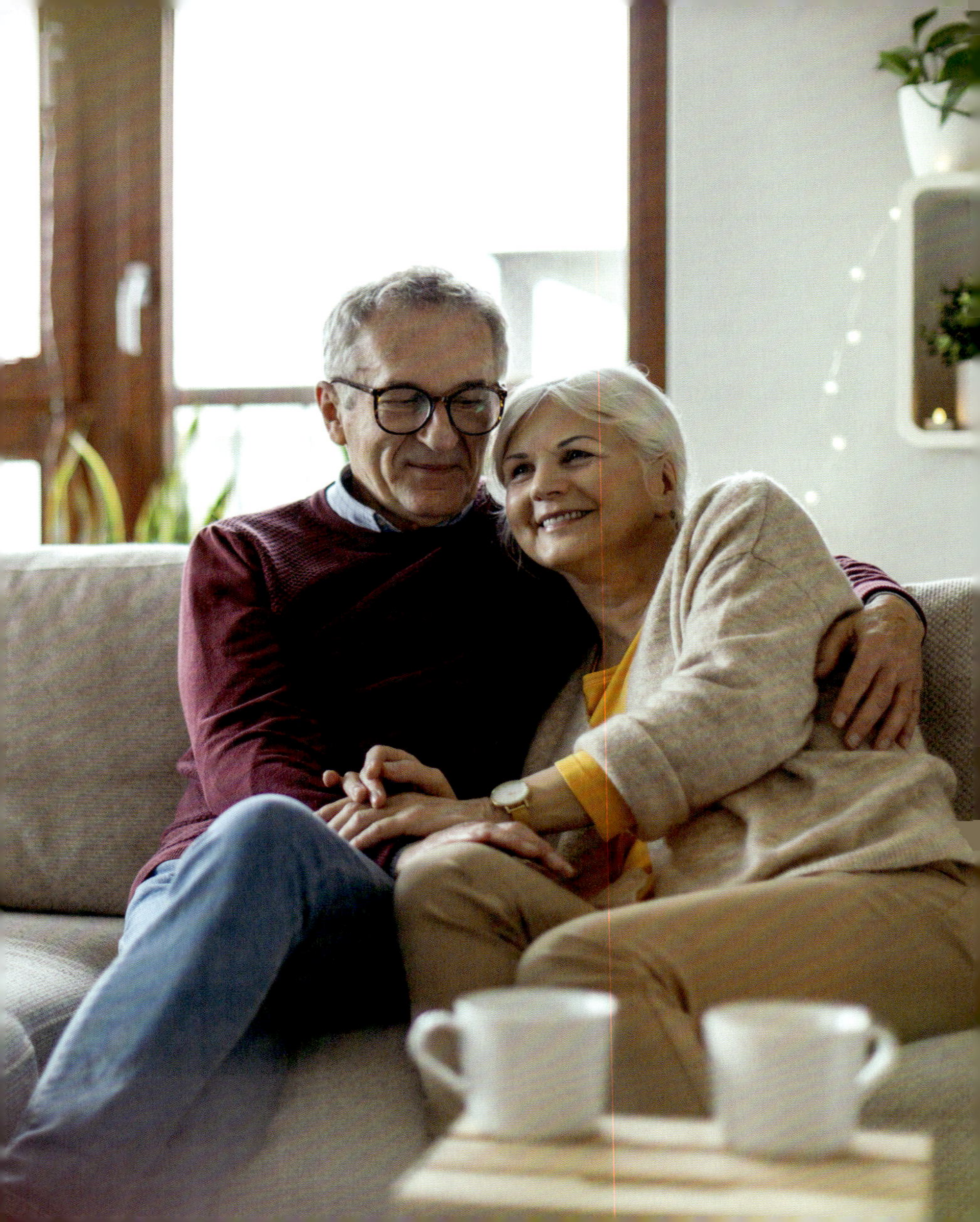

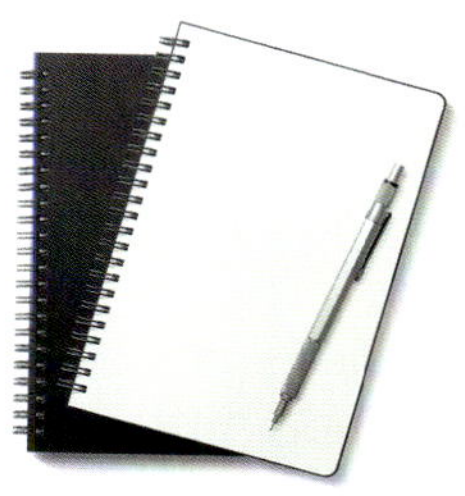

KAPITEL 11

ERFOLGSBERICHTE

Die hier wiedergegebenen Erfolgsberichte stammen überwiegend aus dem »Arbeitskreis: gesund leben«. Die Verfasserinnen und Verfasser sind mit der Veröffentlichung einverstanden. Aus Gründen des Persönlichkeitsschutzes gibt der Autor allerdings nicht ihre echten Namen an; diese wurden durch Pseudonyme ersetzt.

Altersbeschwerden; nachlassende Kräfte

Johanna Mittmann, 67 Jahre: Ich kümmere mich seit Jahren um meinen inzwischen 92 Jahre alten Vater. Er wohnt einige Häuser weiter in der gleichen Straße wie ich mit meinem Mann und zwei Kindern. Ich schaue jeden Tag bei meinem Vater vorbei, bringe ihm Essen und kaufe für ihn ein. Er war eigentlich immer ein fröhlicher und unkomplizierter Mensch, mit dem ich mich gut verstanden habe. In der letzten Zeit fiel mir auf, dass er stiller, in sich gekehrter wirkte. Er klagte und jammerte nicht, aber es war doch offensichtlich, dass es ihm nicht gut ging. Oft lag die Zeitung mittags noch im Briefkasten. Früher hatte er sie schon nach dem Frühstück gelesen. Er ging auch nicht mehr regelmäßig spazieren und schien auch sein E-Bike nur noch selten zu benutzen. Obwohl er körperlich bis ins hohe Alter ziemlich fit war, schienen seine Kräfte jetzt doch deutlich nachzulassen.

Ich sprach mit ihm darüber und sagte ihm, dass es ein Mittel gebe, mit dem er vielleicht wieder zu Kräften kommen könnte. Er war einverstanden, es auszuprobieren. Ich gab ihm jeden Tag circa

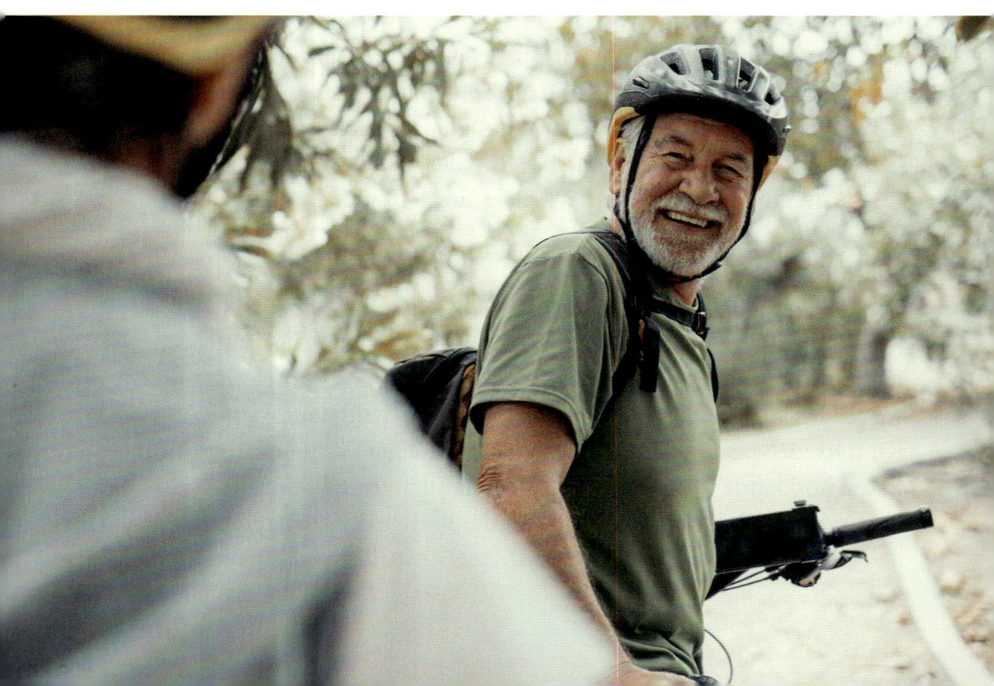

2 Gramm Taurinpulver in Wasser aufgelöst. Schon bald schien es ihm besser zu gehen. Er las wieder Zeitung, lachte öfters und machte Witze über alles Mögliche, wie in alten Zeiten. Seine Augen verloren ihren müden Ausdruck, der mir zuletzt aufgefallen war. Sie strahlten wieder optimistisch in die Welt. Auch seine Haut im Gesicht scheint glatter geworden zu sein und wirkt frischer. Ich hoffe, dass ihm trotz seines jetzt schon bemerkenswert hohen Alters noch ein paar gesunde Jahre geschenkt werden.

Herzkrankheit; körperliche Schwäche

Bettina Holland, 75 Jahre, Hausfrau: Ich bin herzkrank. Seit 23 Jahren trage ich einen Herzschrittmacher, nachdem ich immer mal wieder für kurze Zeit ohnmächtig geworden bin. Das passiert jetzt nicht mehr, und ich komme mit dem kleinen Gerät sehr gut klar. Inzwischen nutze ich schon das dritte, denn die Batterie hält immer so um die 10 Jahre. Ich kann damit Rad fahren und schaffe auch meine Arbeit im Haushalt recht gut. In letzter Zeit bemerke ich jedoch, dass ich schneller erschöpft bin und ins Schwitzen gerate, wenn ich Essen koche, sauber mache oder Treppen steigen muss.

Eine Freundin hat mir Taurin empfohlen, weil es ihr selbst sehr gut geholfen hat. Ich nehme jetzt seit 4 Wochen 2 Kapseln pro Tag ein und fühle mich schon sehr viel kräftiger. Auch meine Haut im Gesicht scheint glatter zu werden – ein Nebenerfolg, mit dem ich überhaupt nicht gerechnet habe.

Altersbedingte depressive Stimmung; fehlende Entschlusskraft

Arthur Konnor, 77 Jahre, Ingenieur i. R.: Nachdem meine Frau gestorben ist, lebe ich seit nunmehr 10 Jahren allein im Haus. Mit dem Haushalt und dem Einkaufen bin ich bisher eigentlich ganz gut klargekommen. Nur fällt mir seit einiger Zeit auf, dass ich doch ziemlich unter trüber Stimmung leide. Zuerst dachte ich, dass es an dem langen Winter läge mit zu wenig Sonnenlicht. Ich hielt mich ja überwiegend im Hause auf und ging kaum noch an die frische Luft. Doch mit dem Frühjahr wurde mein Zustand nicht besser. Mein Hausarzt meinte, das wäre das Alter. Oft saß ich stundenlang nur noch herum und konnte mich zu keinem Entschluss durchringen, irgendetwas zu tun.

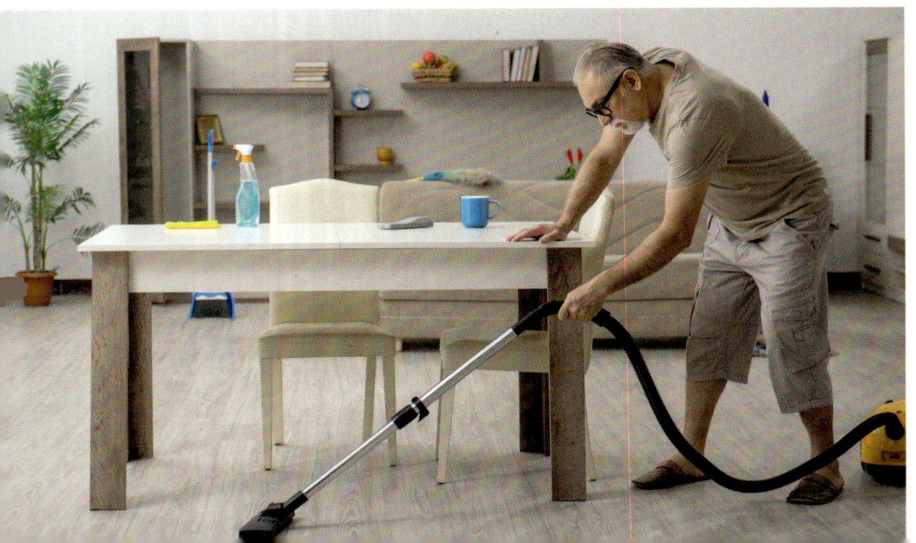

Vor ein paar Wochen stieß ich in einer Zeitschrift auf einen Artikel über Taurin und seine lebensverlängernde Wirkung. Er gab mir Hoffnung und ich probierte Taurinpulver aus. Jeden Tag rührte ich mir eine Messerspitze davon ins Müsli. Die Wirkung war erstaunlich! Schon nach ein paar Tagen fühlte ich mich deutlich besser. Ich gewann wieder an Tatkraft, ging öfters im Park spazieren, fütterte die Enten, las viel. Vor allem wurde meine Stimmung wieder besser. Die Freude am Leben kehrte zurück. Ich begriff jetzt erst richtig, wie wichtig die Freude am Leben ist. Ich bin sehr dankbar, dass es mir wieder so gut geht.

Arthrose in Knie und Rücken

Hildegard Recker, 46 Jahre, Postangestellte: Schon bestimmt seit 10 Jahren habe ich immer wieder Schmerzen im Rücken und im rechten Knie. Die Ärzte sagen, das seien Verschleißerscheinungen und Arthrose. Daran könne man nicht viel ändern. Ich nehme oft starke Schmerzmittel, um die Schmerzen überhaupt aushalten zu können. Kuren und Rehamaßnahmen haben nichts gebracht.

Eine Heilpraktikerin hat mir nun empfohlen, Taurin einzunehmen. Ich nehme seit knapp einem Monat jeden Tag 2 Kapseln davon. Ich muss sagen, es scheint zu helfen. Mir geht es allgemein viel besser als vorher. Vielleicht kommt das daher, dass das Mittel entgiftend wirken soll und auch entzündungshemmend. Ich kann nicht sagen, wie es wirkt, nur dass es wirkt. Die Schmerzen im Knie und im Rücken sind schon besser geworden, aber nicht ganz weg. Das erwarte ich auch nicht. Mir geht es inzwischen, auch abge-

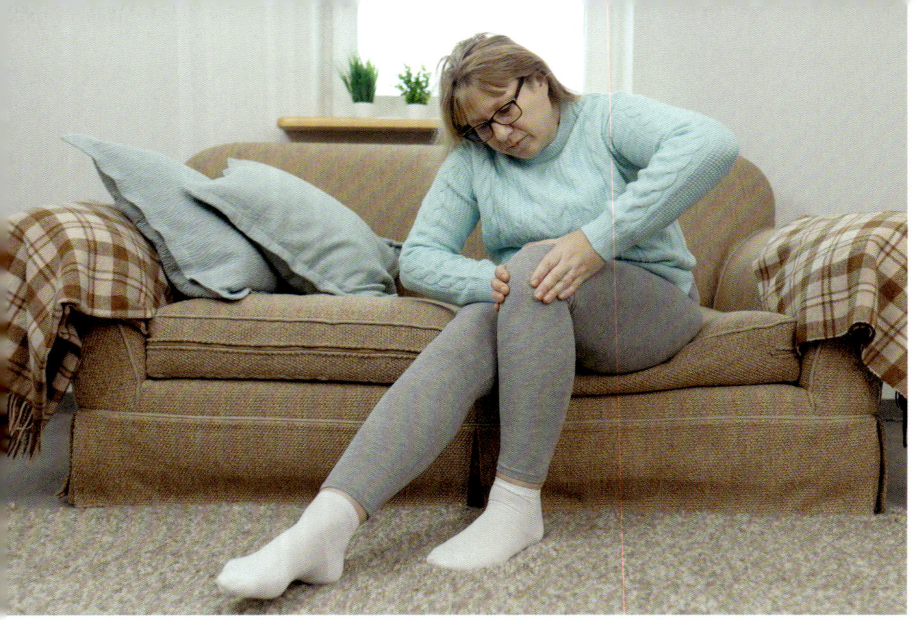

sehen von den Schmerzen, viel besser. Ich fühle mich jünger und kräftiger. Ich werde Taurin weiter nehmen und dann sehen, ob sich noch mehr Besserung erreichen lässt. Von dem bisher eingetretenen Erfolg bin ich ziemlich beeindruckt.

Bluthochdruck

Berthold Günnewich, 47 Jahre, Mechaniker: Als ich 20 Jahre alt war, haben die Ärzte bei mir zum ersten Mal hohen Blutdruck festgestellt. Beschwerden habe ich keine. Aber inzwischen nehme ich regelmäßig Blutdruckmittel ein, die auch wirken. Trotzdem gibt es da immer wieder »Ausrutscher« beim Kardiologen, wenn der Blutdruck kontrolliert wird.

Nun nehme ich seit rund 6 Wochen zusätzlich Taurin ein. Seitdem sind meine Blutdruckwerte stabiler und nicht mehr über 130, jedenfalls, wenn ich den Blutdruck zu Hause messe. Ich bin gespannt, wie die nächste Messung beim Arzt ausfallen wird. Ich freue mich sehr über den schon sichtbaren Erfolg und hoffe nun, dass er sich noch weiter ausbauen und stabilisieren lässt. Vielleicht kann ich in Absprache mit meinem Arzt nach und nach das Blutdruckmedikament reduzieren oder ganz absetzen. Auf jeden Fall werde ich Taurin weiter einnehmen.

Augenprobleme; nachlassende Sehkraft

Christoph Sieppen, 76 Jahre, Kommunalbeamter i. R.: Ich konnte mein ganzes bisheriges Leben lang immer gut sehen. Erst jetzt im fortgeschrittenen Alter lässt die Sehkraft deutlich nach. Die Augenärzte haben festgestellt, dass ich unter grauem Star (Katarakt) leide. Das ist aber nicht so schlimm, weil man dieses Problem offenbar durch eine relativ unkomplizierte Operation beheben kann. Schwieriger ist das mit der Gefahr einer Netzhautablösung. Mit einem Auge sehe ich Wellenlinien. Dahinter steckt nach Ansicht der Ärzte eine degenerative Augenerkrankung, bei der sich eine neue Ader gebildet hat und eine Ablösung der Netzhaut droht, die zum vollständigen Verlust der Sehfähigkeit führen kann. Dagegen soll ich Spritzen in den Augapfel bekommen. Bis zum Beginn der Behandlungen nehme ich seit ein paar Wochen Taurin. Ich meine, dass meine Sehkraft seitdem etwas besser geworden ist. Außerdem fühle ich mich allgemein sehr viel kräftiger und wohler. So hoffe ich zumindest, für die anstehenden Staroperationen in eine bessere Verfassung zu kommen. Und vielleicht lässt sich die drohende Netzhautablösung ja mit Taurin verhindern oder wenigstens verzögern, wenn ich es zusätzlich zu den anstehenden Behandlungen der Augenärzte nutze.

Mehr Kraft im Alter; ein paar gesunde Jahre dazugewinnen

Rotraut Brinkhaus, 87 Jahre, Postangestellte: Eigentlich geht es mir trotz meines hohen Alters doch noch ziemlich gut. Eine alte Freundin von mir muss inzwischen 12 Pillen pro Tag einnehmen. Ich brauche keine einzige. Ich fühle mich auch nicht krank. Mir fällt wohl auf, dass in letzter Zeit alles bei mir etwas länger dauert als früher. Das Anziehen morgens braucht mehr Zeit. Auch das Einkaufen, Kochen und Putzen meiner Wohnung dauert deutlich länger. Ich habe nicht mehr so viel Kraft wie früher. Deshalb nehme ich Taurin ein. Ich fühlte mich schon nach wenigen Tagen kräftiger. Und nun will ich wissen, ob ich nicht ein paar gesunde und zufriedene Jahre zu meinem Leben hinzugewinnen kann. Ich würde das als großes Geschenk betrachten, für das ich sehr dankbar bin. Vielleicht lässt sich mein Schöpfer ja auf einen Kuhhandel ein.

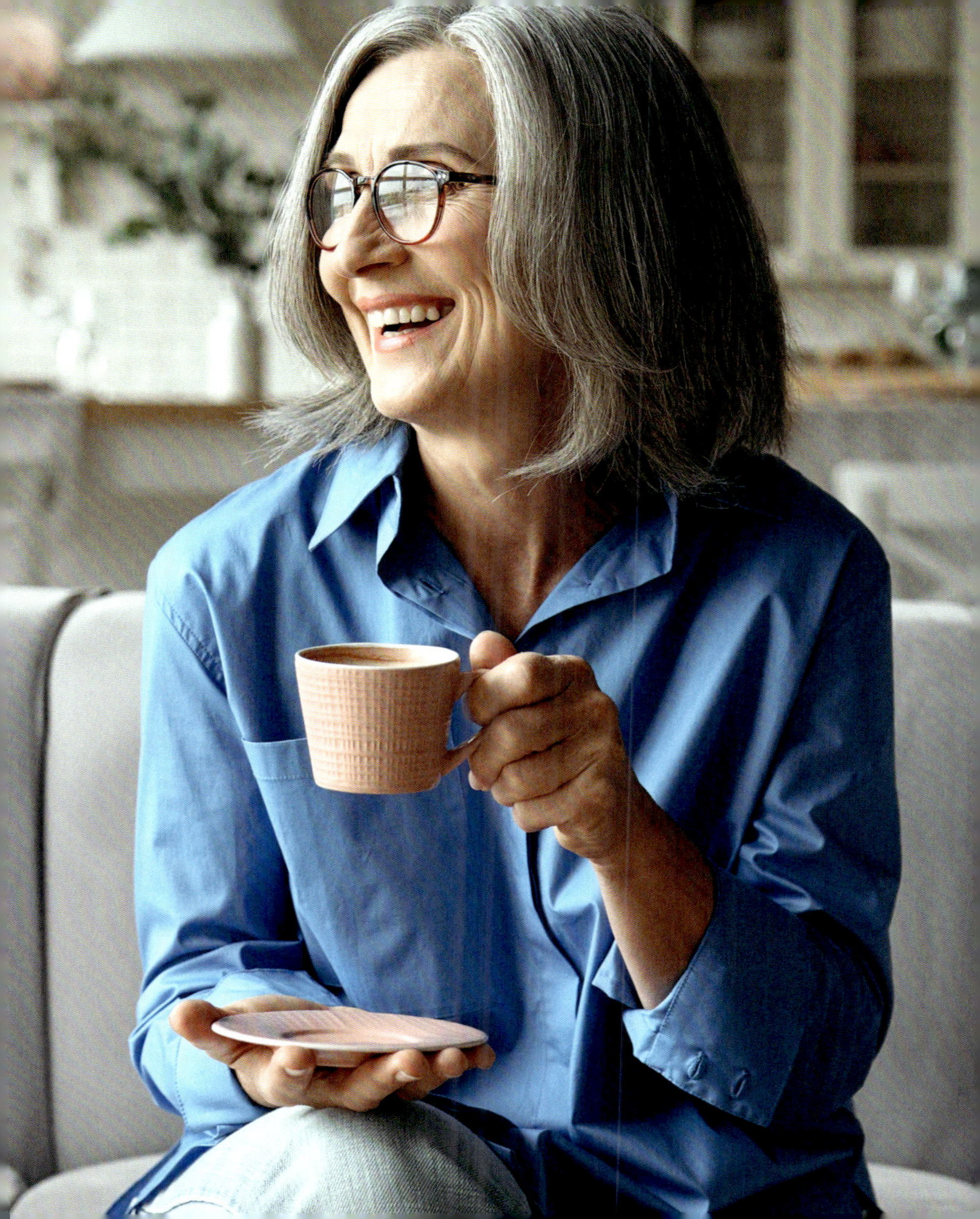

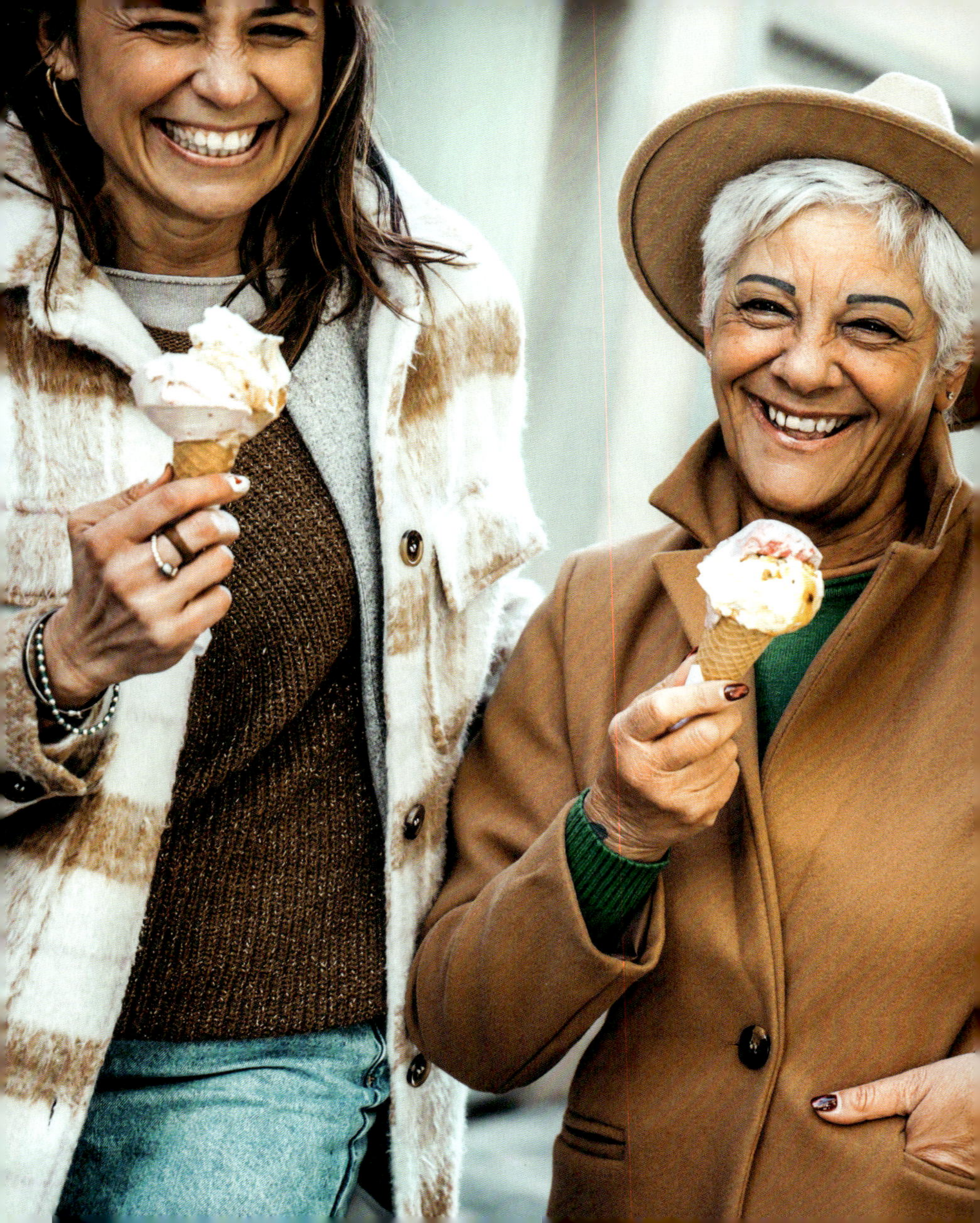

Diabetes Typ 2; Übergewicht; Heißhungerattacken

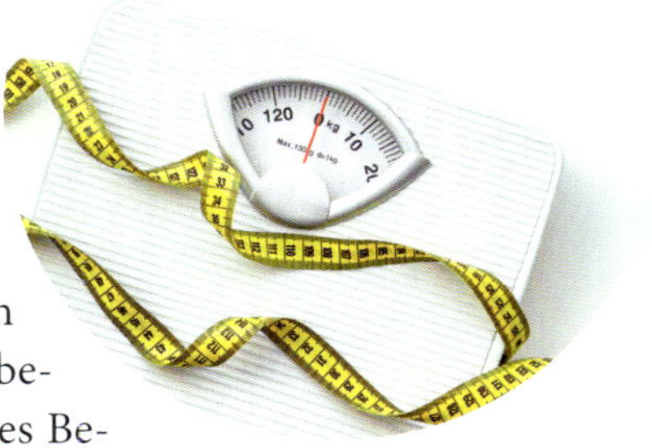

Christa Mecklenbeck, 57 Jahre, Professorin an einer Fachhochschule: Gegen Übergewicht kämpfe ich seit vielen Jahren mit wechselndem Erfolg. Mal gelingt es mir durch Diät, ein paar Kilo abzuspecken. Dann kommen wieder Zeiten, in denen ich beruflich viel Stress habe. Damit einhergehend treten auch Heißhungerattacken auf. Sie führen zu dem berüchtigten Jo-Jo-Effekt, der dann mein ganzes Bemühen um Gewichtsabnahme wieder zunichtemacht.

Seit einiger Zeit fallen bei den Kontrolluntersuchungen durch den Hausarzt wiederholt leicht überhöhte Blutzuckerwerte auf. Mein Hausarzt rät zu einer Gewichtsreduzierung, um zu verhindern, dass sich ein Altersdiabetes entwickelt. Ich versuche es mit Teilfasten, scheitere aber immer wieder an meinen Heißhungerattacken, die ich nicht in den Griff bekomme.

Seit 4 Wochen nehme ich jeden Tag 2 Gramm Taurin ein. Ich fühle mich dadurch sehr viel frischer und leistungsfähiger. Nebenbei fällt mir auf, dass ich weniger Hungergefühle entwickle und deshalb die Essenspausen beim Teilfasten viel besser durchstehe. Jetzt beginnen auch die Kilos zu purzeln. Ich habe schon 3 Kilo an Gewicht verloren und bin stolz auf dieses Ergebnis. Wie lange ich das Teilfasten durchhalte, weiß ich noch nicht. Doch ganz sicher werde ich in Zukunft weiter Taurin einnehmen.

Hautprobleme

Ulla Friedrichs, 61 Jahre, Einzelhandelskauffrau: Ich hatte eigentlich schon, solange ich zurückdenken kann, Probleme mit der Haut. Immer wieder bekam ich Pickel. Oder Hautrötungen zeigten sich an allen möglichen Stellen. Ernährungsumstellungen brachten manchmal für kurze Zeit Erleichterung, aber nicht dauerhaft. Man sagt immer: Die Haut ist der Spiegel der Seele. Deshalb habe ich mich um diesen Spiegel gekümmert und Yoga und andere meditative Techniken gelernt. Doch in stressigen Zeiten scheinen bei mir noch alte Muster durchzubrechen. Meine Haut blüht dann, und ich spüre deutlich die Unruhe, die dahintersteckt.

Seit 8 Wochen nehme ich jetzt Taurinkapseln ein, jeden Morgen nach dem Frühstück. Ich bin seitdem ruhiger geworden. Auch meine Haut fühlt sich ruhiger an, längst nicht mehr so unausgeglichen, wie ich das bisher kenne. Ich starte jetzt voll Energie in jeden neuen Tag. Wenn das so bleibt, bin ich sehr zufrieden und dankbar. Ich werde Taurin weiter einnehmen. Das ist keine Frage.

Kreislauf- und Potenzstörungen

Björn Kersting, 65 Jahre, Sparkassenangestellter: Eigentlich habe ich damit begonnen, Taurin einzunehmen, weil ich öfters unter Kreislaufstörungen litt. Mir wurde beim Aufstehen und beim Gehen schwindelig. Dass mit meinem Sexualleben nicht mehr viel los war, hatte ich eher auf mein fortgeschrittenes Alter zurückgeführt und mich damit abgefunden. Nachdem ich einige Wochen lang Taurin eingenommen hatte, besserten sich meine Kreislaufstörungen. Ich konnte mich wieder leichter und vor allem sicherer bewegen. Eher nebenbei fiel mir auf, dass sich auch in sexueller Hinsicht wieder etwas tat. Ich wachte morgens mit Erektionen auf, manchmal auch nachts. Ich habe mit meiner Partnerin darüber gesprochen und fand Verständnis bei ihr. Wir haben unsere Schlafgewohnheiten und den ganzen Tagesablauf verändert und empfinden beide unser Leben wieder als aufregend und deutlich bereichert.

Ermüdung der Augen; Nachlassen der Sehkraft

Elisa Timmig, 76 Jahre, Organistin i. R.: Eigentlich habe ich Taurin gegen meine Vergesslichkeit eingenommen. Ich hatte Sorge, dass ich dement werden könnte. Ich nehme das Pulver jetzt seit 6 Wochen ein. Ob es dagegen hilft, dass ich oft ganz alltägliche Dinge vergesse, kann ich noch nicht sagen. Allerdings fühle ich mich frisch und klar im Kopf. Und völlig überraschend ist mir eine andere Wirkung aufgefallen, mit der ich überhaupt nicht gerechnet hatte. Ich sehe plötzlich viel besser. Die sehr kleine Schrift in der Fernsehzeitschrift kann ich jetzt ohne Brille lesen. Bisher hatte ich abends selbst mit Brille Schwierigkeiten damit. Ich kann diesen Fortschritt kaum fassen und bin begeistert von Taurin. Da sind noch mehr Überraschungen möglich!

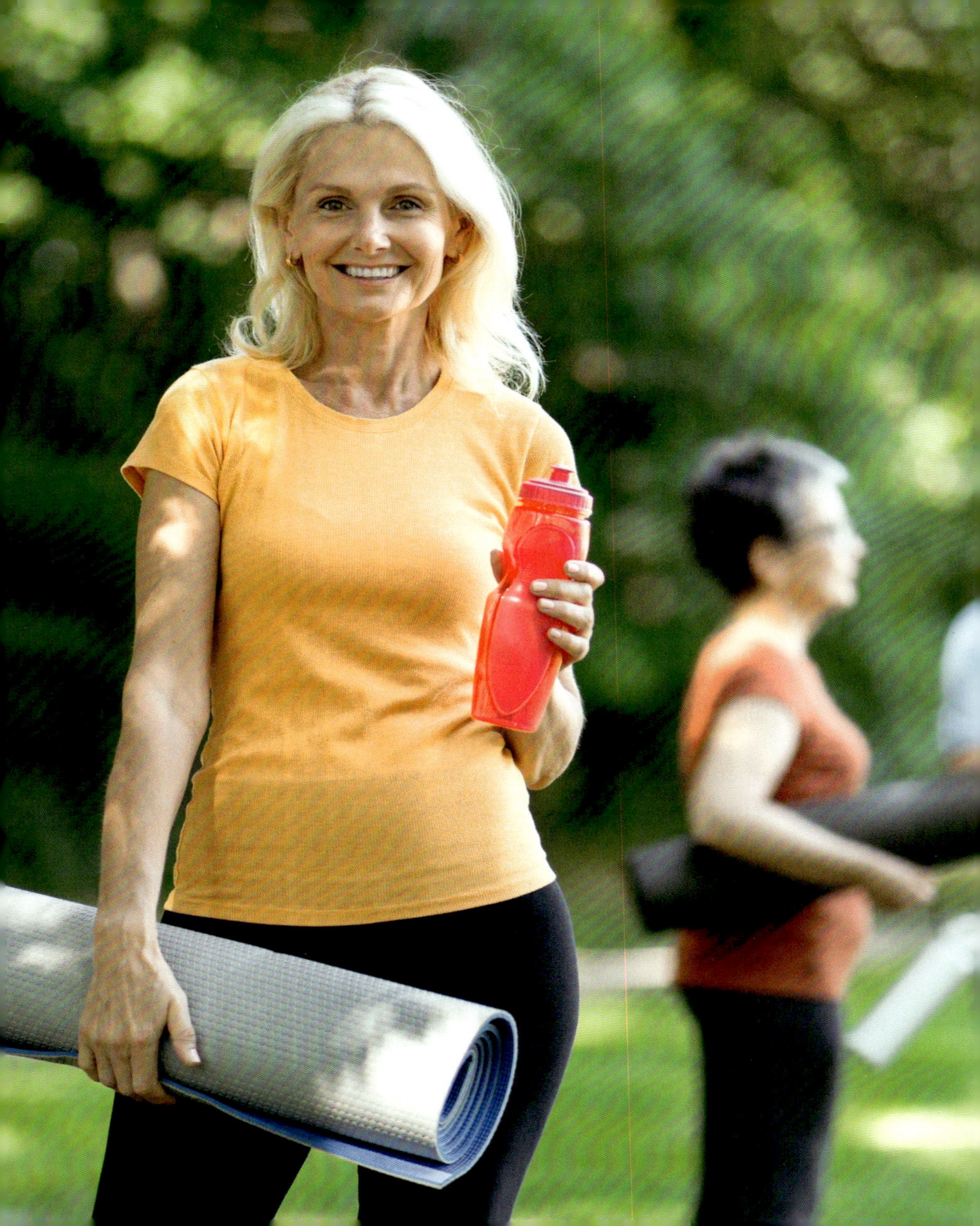

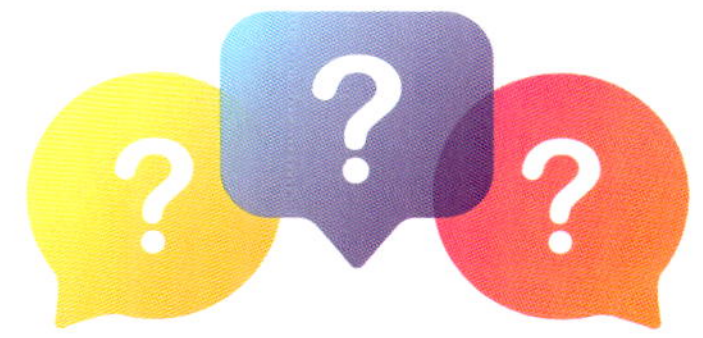

KAPITEL 12

OFT GESTELLTE FRAGEN

Kann man Taurin auch überdosieren?

Nein. Eine Überdosierung mit Taurin ist praktisch unmöglich. Versuchspersonen hat man Taurin in einer täglichen Dosierung von 1 Gramm pro Kilogramm Körpergewicht gegeben. Bei einer 60 Kilogramm schweren Person sind das also 60 Gramm. Eine so große Menge würde vernünftigerweise kein Mensch zu sich nehmen. Doch die Teilnehmer an dem Versuch haben selbst diese ungewöhnlich hohe Dosis problemlos vertragen.

Üblich ist eine Dosierung zwischen 500 Milligramm und 2 Gramm pro Tag. Manche Autoren empfehlen auch 3 Gramm pro Tag einzunehmen.[47] Schaden durch Überdosierung können Sie praktisch nicht anrichten. Irgendwo gibt es wahrscheinlich eine

47 Shao A, Hathcock JN 2008

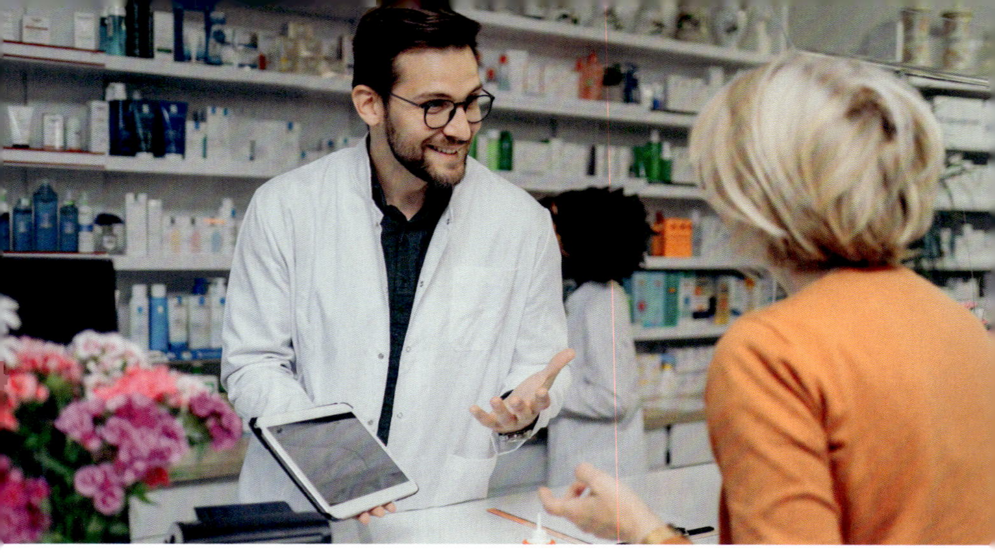

natürliche Grenze. Kein vernünftiger Mensch würde auf die Idee kommen, 5 Kilo Kartoffeln oder Nudeln zu essen, um dann festzustellen, dass Kartoffeln und Nudeln nicht bekömmlich sind.

Wie hoch sind die Kosten für Taurin?

Im Internet werden 200 Taurinkapseln zu je 1 Gramm für circa 20 Euro angeboten. 1 Kilogramm Taurinpulver kostet ebenfalls um 20 Euro. Außerdem gibt es Taurin als Tabletten. Taurin als Pulver oder Tabletten ist allgemein etwas preisgünstiger als in Kapselform.

Wo kann ich Taurin kaufen?

Man kann Taurin am einfachsten über das Internet beziehen. Aber auch eine Bestellung über Apotheken ist möglich.

Sollte man Taurin besser in Kapseln, Tabletten oder als Pulver einnehmen?

Das ist Geschmackssache. Manche Menschen nehmen Taurin lieber als Pulver ein, weil es sich so mühelos in Speisen oder Getränke einrühren lässt. Bezüglich der Wirkung gibt es keine Unterschiede.

Der Preis für Taurinpulver ist meist etwas günstiger als für Kapseln. In der Qualität bestehen keine grundsätzlichen Unterschiede zwischen Pulver, Tabletten und Kapseln.

Sind Wechselwirkungen mit Medikamenten zu erwarten?

In sehr seltenen Ausnahmefällen könnte es, zum Beispiel bei der Anwendung von Leber- und Nierenmedikamenten, zu Wechselwirkungen kommen. Müssen Sie solche Medikamente einnehmen, empfiehlt es sich, vor dem Einsatz von Taurin einen Arzt Ihres Vertrauens hinzuzuziehen.

Dürfen Schwangere und Stillende Taurin einnehmen?

Zu dieser Frage liegen, wie in Kapitel 10 beschrieben, bisher nur sehr wenige gesicherte Forschungsergebnisse vor. Bekannt ist, dass Muttermilch reichlich Taurin enthält. Von daher könnte man davon ausgehen: Der Körper stellt in Ausnahmesituationen wie Schwangerschaft und Stillzeit normalerweise selbst genügend Taurin bereit. Ob das im Einzelfall auch tatsächlich geschieht, lässt sich nicht mit Sicherheit sagen. Dafür sind Messungen des Taurinspiegels im Blut erforderlich.

Nach Beendigung der Stillzeit könnte eine 4-wöchige Kur mit Taurin von Vorteil sein, um Energievorräte im Körper wieder aufzufüllen, die nach Schwangerschaft und Stillzeit oft erschöpft sind.

Wie lange soll man Taurin einnehmen?

Die Einnahmedauer hängt von den Zielen ab, die Sie mit der Einnahme von Taurin erreichen möchten. Man kann eine 3- oder 4-wöchige Kuranwendung durchführen, bei der man jeden Tag circa 3 Gramm Taurin einnimmt, und dann erst einmal abwarten, welcher Erfolg eintritt.

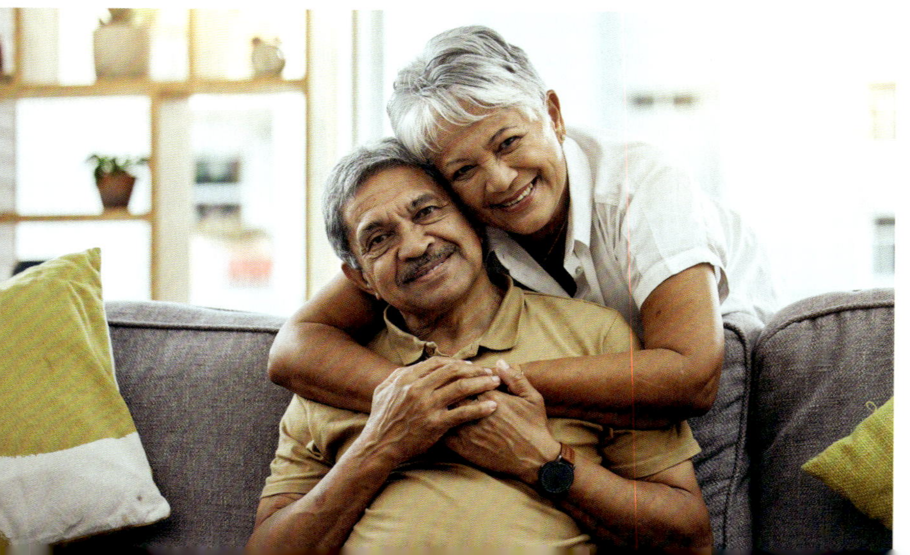

Ist es Ihr Ziel, ein verzögertes Altern mit möglichst wenigen typischen Altersbeschwerden zu erreichen, so empfiehlt sich die dauerhafte Einnahme von Taurin.

Als dritte Möglichkeit bietet sich an, Taurin nur an bestimmten Tagen zu nehmen, an denen es Ihnen wichtig ist, gut in Form zu sein, um besonders hohe Anforderungen meistern zu können. Das können Prüfungen sein, aber auch Spitzenleistungen bei Sportwettbewerben oder im Beruf.

Um die volle Wirkungskraft des Mittels zu entfalten, ist eine längerfristige Kuranwendung jedoch besser geeignet.

Ist Taurin ein natürliches Viagra?

Taurin stärkt die Lebenskraft allgemein und damit zugleich die sexuelle Kraft. Angeregt wird auch das sexuelle Verlangen bei Männern und Frauen. Selbst die Fruchtbarkeit erhöht sich. Doch Taurin ist eindeutig kein Potenzmittel mit Sofortwirkung; vielmehr baut sich seine Wirkung bei längerfristiger Einnahme erst allmählich auf. Spontane Erektionen unter Einfluss von Taurin treten, wie bei jüngeren gesunden Männern üblich, auch im reiferen Alter deutlich öfter auf. Es gibt eine Reihe von Berichten, in denen Männer ebenso wie Frauen von einer bemerkenswerten Bereicherung ihres Sexuallebens nach einer »Taurinkur« sprechen.

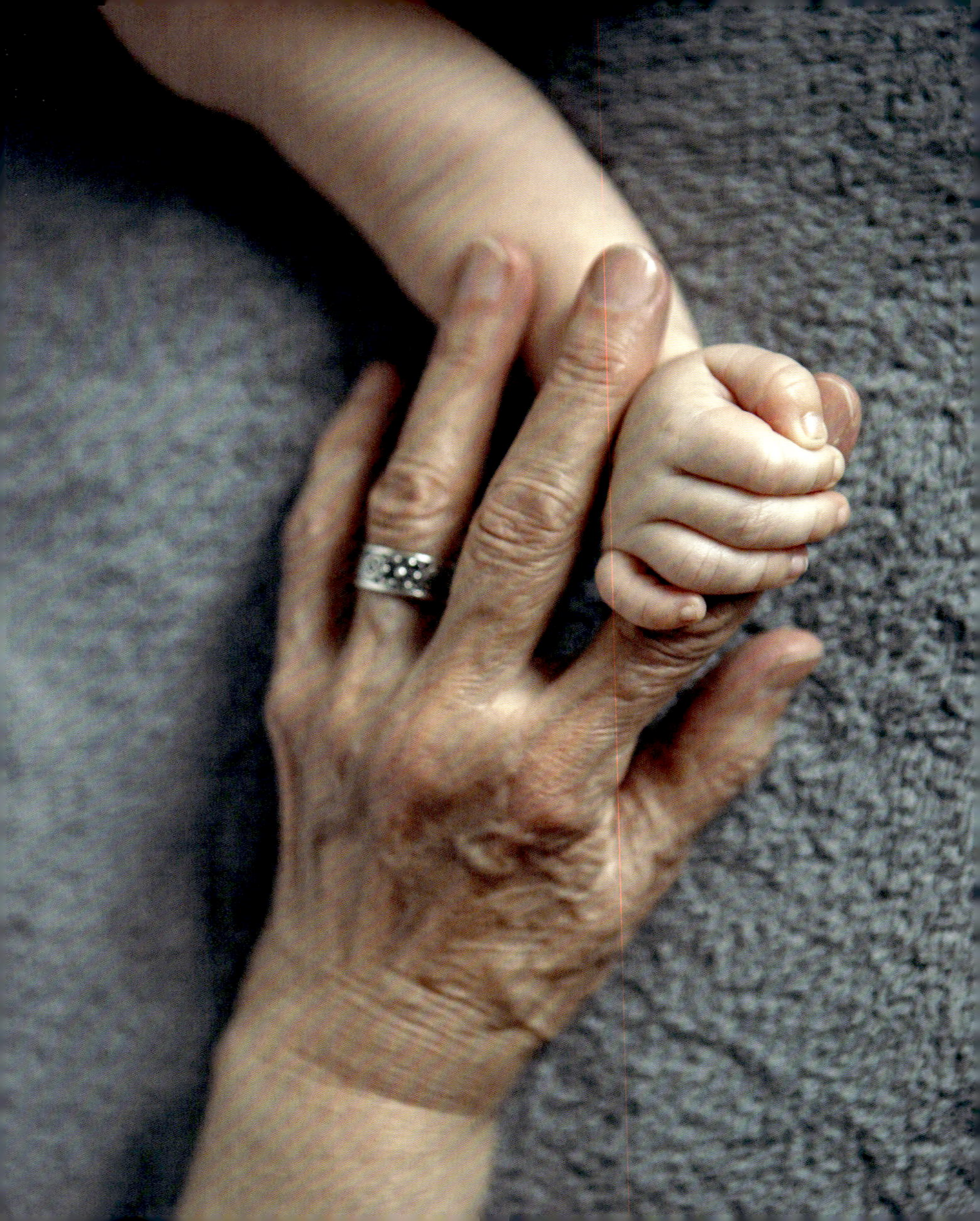

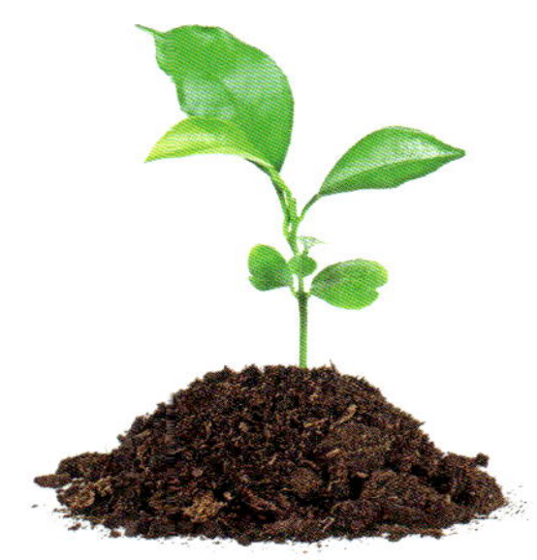

KAPITEL 13

TIPPS: WAS SIE SONST NOCH TUN KÖNNEN, UM MÖGLICHST GESUND SEHR ALT ZU WERDEN

In diesem Kapitel erhalten Sie einen Überblick über Möglichkeiten, die Ihnen helfen, ein möglichst hohes Alter bei optimaler Gesundheit zu erreichen. Taurin allein schafft schon hervorragende Erfolge, den Alterungsprozess hinauszuschieben. Die hier folgenden Tipps erhöhen, zusätzlich angewandt, den Erfolg einer Taurinbehandlung noch einmal kräftig. Und ja, sie erfordern Veränderungen in der Lebensführung. Solche Veränderungen lassen sich aber umso leichter vornehmen, je höher die Motivation ist, sich auf sie einzulassen.

1 Leichte Unterernährung verlängert das Leben. Diese Wirkung ließ sich bisher zwar nur in Tierversuchen einwandfrei nachweisen.[48] Aber sie tritt mit großer Wahrscheinlichkeit auch bei Menschen ein, zumindest indem sie die Zahl der chronischen Erkrankungen, wie Typ-2-Diabetes und Herzinfarkt, im Alter vermindert. Beide Krankheiten traten, bedingt durch die knappe Versorgungslage mit Lebensmitteln, während des Zweiten Weltkriegs deutlich seltener auf als in Wohlstandszeiten. Wenn Sie versuchen, bei allen Mahlzeiten leicht unterhalb des Sättigungsgrades zu bleiben, können sich Ihre Chancen auf ein sehr langes, von chronischen Krankheiten freies Leben zusätzlich erhöhen.

48 Voelpel, S., 2020.

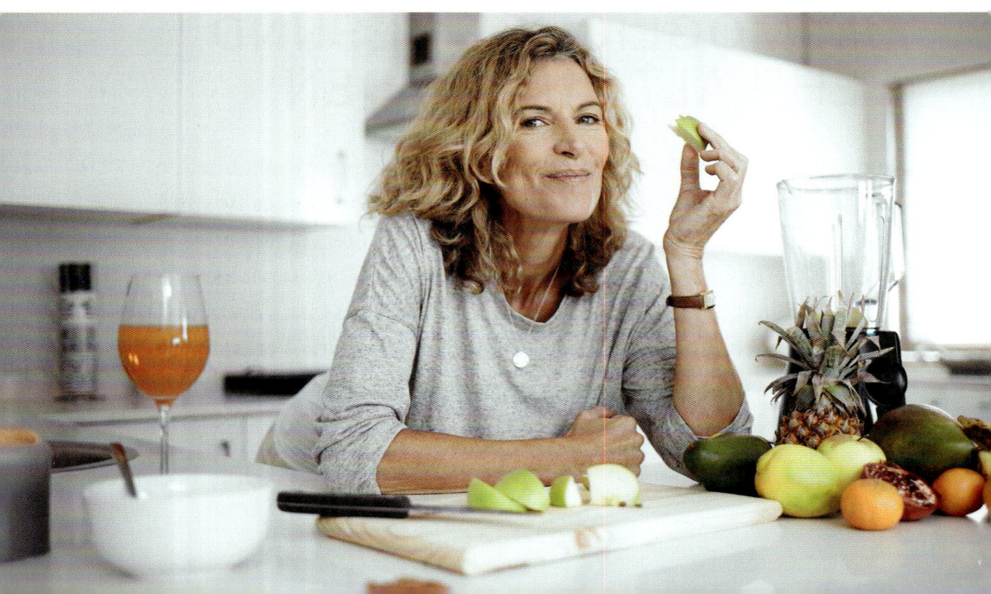

2 Berücksichtigen Sie bei der Planung Ihrer Mahlzeiten möglichst Nahrungsmittel, die reichlich Taurin enthalten. Dazu zählen (falls Sie Fleisch essen): ein saftiges Steak, gegrilltes Hühnchen oder Nahrung aus dem Meer, wie frischer Lachs und Shrimps.

3 Ernähren Sie sich vegetarisch, ist es gut, die hervorragenden Eiweißquellen zu nutzen, die Hülsenfrüchte wie Bohnen, Linsen, Kichererbsen und Erbsen bieten.

4 Stellen Sie Ihre eigenen Energydrinks her, indem Sie Taurinpulver in Smoothies oder Erfrischungsgetränke einrühren. Verwenden Sie dabei möglichst wenig Zucker. Von fertigen Energydrinks ist wegen des hohen Zuckergehalts und weiterer Zusatzstoffe eher abzuraten.

5 Trinken Sie regelmäßig und über den Tag verteilt Wasser. Auch Ihre tägliche Dosis an Taurin können Sie in Wasser eingerührt zu sich nehmen. Wasser hilft, die Schlacken- und Schadstoffe aus dem Körper abzutransportieren. So kann Taurin seine günstige Wirkung am besten entfalten.

6 Sorgen Sie für hohe Schlafqualität! Guter Schlaf verlängert das Leben und unterstützt die Wirkung von Taurin. Feste Einschlafrituale, die über längere Zeit beibehalten werden, erhöhen die Schlafqualität. Meditative Entspannung nach all den vielen Tageseindrücken schafft die Voraussetzungen für eine erholsame Nachtruhe. Verzichten Sie auf synthetische Schlafmittel, wenn Sie aufgrund Ihres fortgeschrittenen Lebensalters unter Schlafproblemen leiden, denn diese Medikamente führen schnell zu Abhängigkeit. Stattdessen hilft oftmals die Einnahme von Melatonin. Wie der Körper

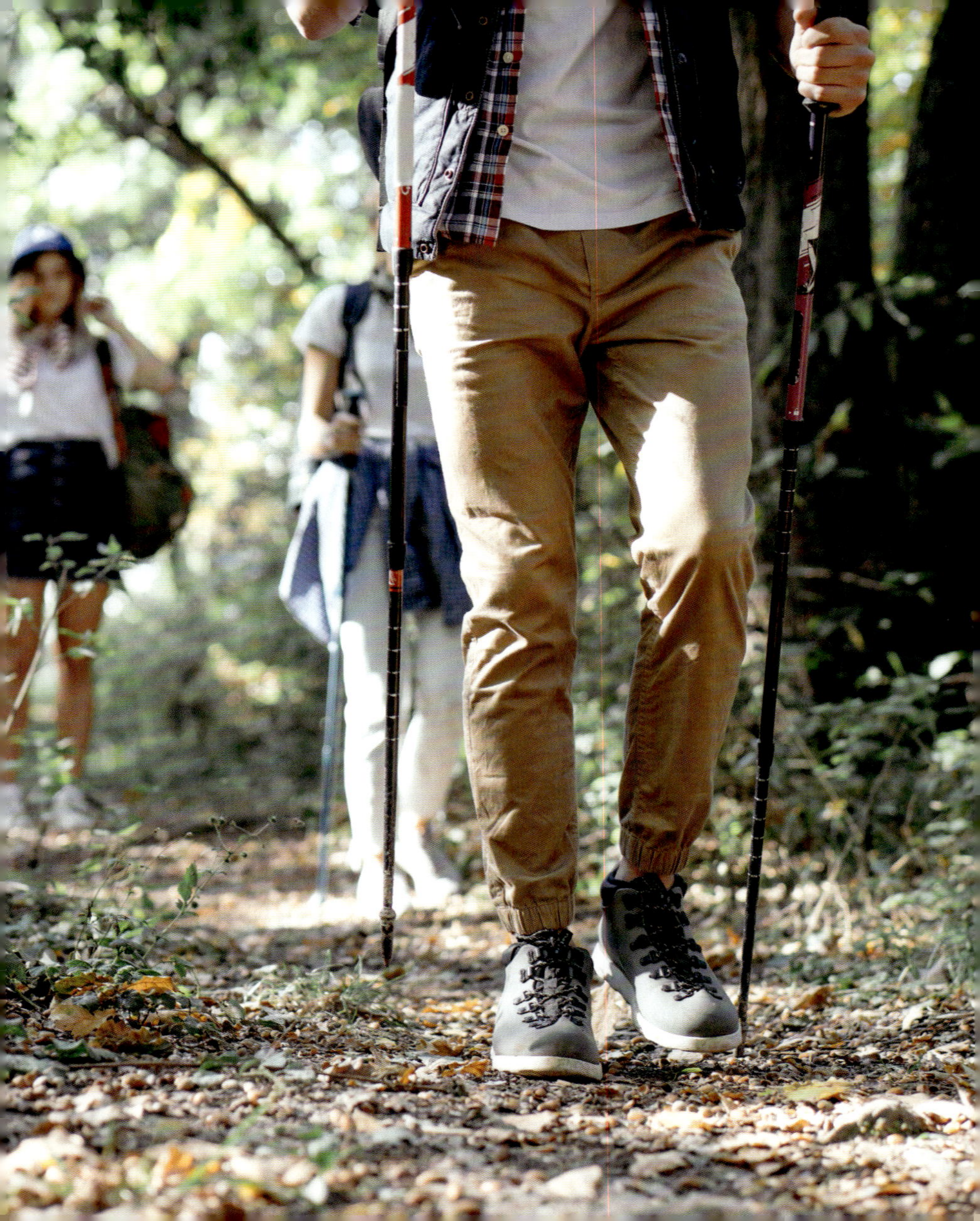

im Alter häufig die Fähigkeit verliert, Taurin in ausreichender Menge zu produzieren, so schränkt er mit den Jahren auch die Herstellung des Ruhehormons Melatonin ein. Man kann es rezeptfrei erwerben und vor dem Schlafengehen als Tablette, Kapsel oder Spray anwenden. Als Bezugsquellen für Melatoninpräparate kommen das Internet oder Ihre Apotheke infrage.

7 Körperliche Bewegung verstärkt die Wirkung von Taurin im Körper. Ob Sie Walking, Yoga, Krafttraining, Radfahren, Schwimmen, Boxen oder Gymnastik wählen, ist Ihre persönliche Entscheidung. Wichtig ist, dass Sie Freude an der gewählten Sportart haben. So besteht die höchste Wahrscheinlichkeit, dass Sie langfristig dabeibleiben.

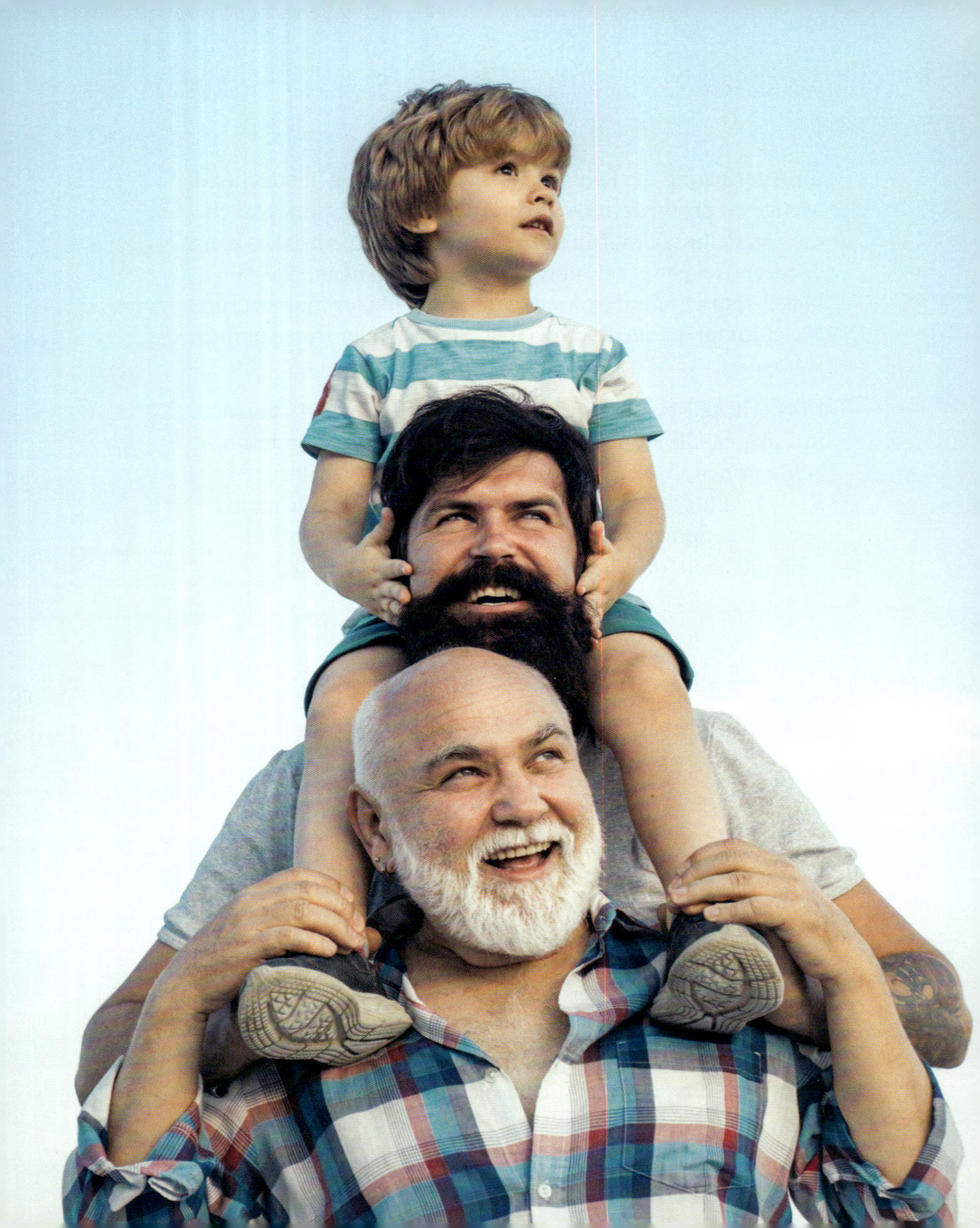

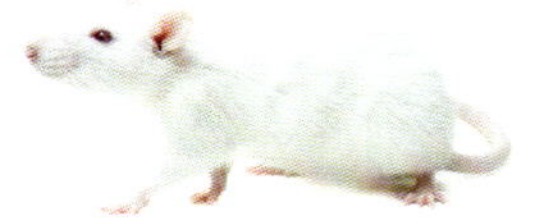

KAPITEL 14

TAURIN – EIN BLICK IN DIE ZUKUNFT

Was die Forschung als sicher herausgefunden hat

Obwohl die Wissenschaft bereits Erstaunliches über die Wirkung von Taurin herausgefunden hat, steht sie doch insgesamt noch am Anfang.

Ziemlich genau können die Forscher inzwischen nachweisen: Taurin wirkt lebensverlängernd bei Affen und Mäusen – um bis zu 25 Prozent der gesamten Lebensspanne. Wahrscheinlich besteht eine solche Wirkung auch beim Menschen. Dafür sprechen zahlreiche Studien, die sich mit der gesundheitlichen Wirkung von Taurin auf den menschlichen Organismus befassen. Sie alle kommen zu positiven Aussagen über Taurin, die sich jeweils auf die psychische, neurologische, emotionale und körperliche Befindlich-

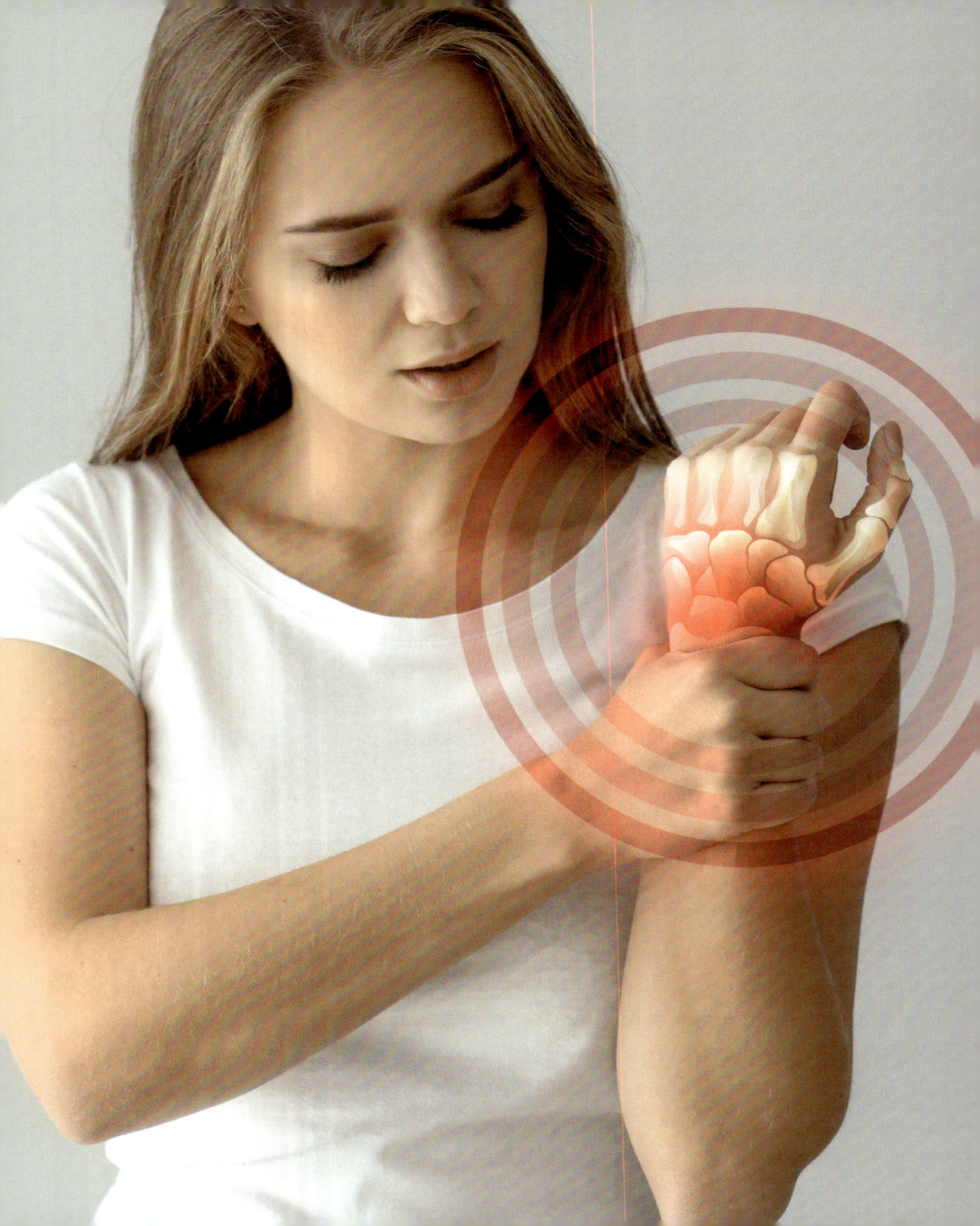

keit beziehen. Alle diese Untersuchungen deuten darauf hin, dass Taurin bei Menschen die Lebenskraft und damit die Abwehrfähigkeit gegenüber unterschiedlichen Erkrankungen stärkt. Berechtigte Hoffnung besteht, dass Taurin die biologische Uhr in uns anhalten oder zurückdrehen kann. Eine Verlängerung der menschlichen Lebensspanne um 20 Jahre durch Taurin, ohne die typischen Altersbeschwerden, wäre durchaus realistisch.

Welche Krankheiten im Einzelnen abgewehrt, geheilt oder verhütet werden können, ist teilweise bereits bekannt. So wissen die Forscher, dass Schwerpunkte der Wirkung von Taurin in folgenden Bereichen liegen:

- Herz-Kreislauf-Störungen
- Herzerkrankungen, die auf Störungen der Durchblutung oder der Reizleitungen zurückgehen
- Diabetes Typ 2
- Leberfunktionsstörungen
- Alzheimer-Krankheit oder andere neurodegenerative Erkrankungen
- Immunschwäche
- Erkrankungen des Knochen- und Gelenksystems
- Altersbedingte Hautveränderungen

Konkret bedeutet das: Der Einsatz von Taurin lohnt sich zur Vorbeugung gegen Herzinfarkte, Schlaganfälle und Diabetes Typ 2. Vielversprechende Hilfe ist bei den unterschiedlichen Demenzerkrankungen sowie bei rheumatischen Erkrankungen und Ar-

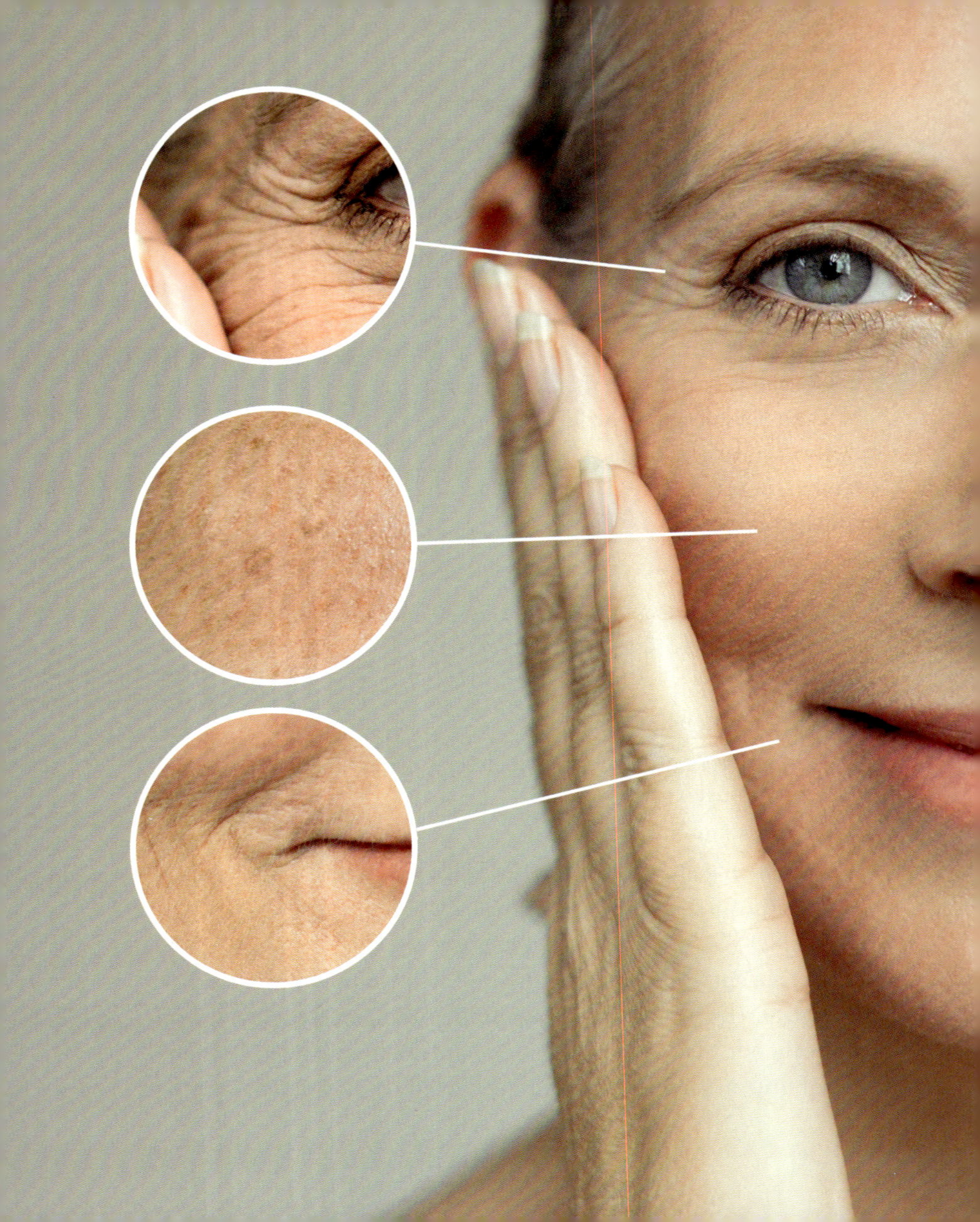

throse zu erwarten. Altersbedingte Veränderungen der Haut, wie Altersflecken, Warzen, Falten lassen sich ebenfalls günstig beeinflussen. Dasselbe gilt für Seh- und Hörstörungen. Dass Taurin die Immunabwehr stärkt, ist von Vorteil bei sämtlichen Krankheiten, bei denen Immunabwehrschwäche eine Rolle spielt, ebenso bei allen durch Entzündungen verursachten Krankheiten und bei Sporteinsätzen.

Was die Wissenschaft noch nicht weiß

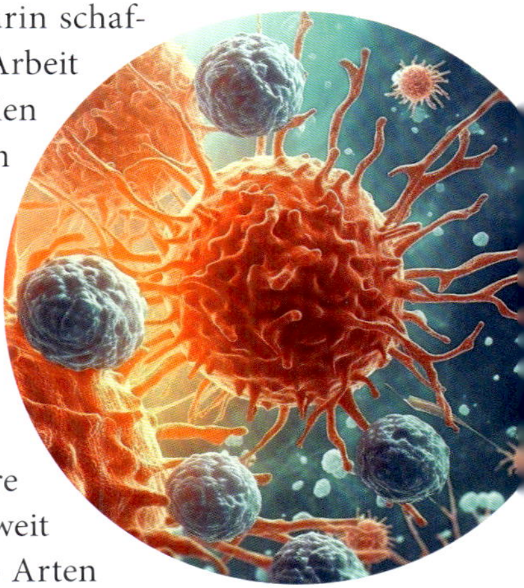

Die neueren Studien zur Wirkung von Taurin schaffen eine ausgezeichnete Grundlage für die Arbeit der Forschung. Doch weitere Langzeitstudien sind erforderlich, die an möglichst vielen Versuchspersonen zeigen, wie es um die lebensverlängernde Wirkung von Taurin im Einzelnen steht. Wie wirkt Taurin? Bei welchen weiteren Krankheiten ist das Mittel einsetzbar, bei denen eine Wirkung bisher nicht bekannt ist?

Mehr Wissen über Taurin bei Krebs wäre wünschenswert. Krebs ist immer noch ein weit verbreitetes und vielfältiges Leiden. Einige Arten können die Ärzte heute schon heilen. Bei anderen tun sie sich schwer. Taurin könnte möglicherweise ergänzend zur eigentlichen Krebstherapie eingesetzt werden – und natürlich vorbeugend.

Demenz in allen ihren möglichen unterschiedlichen Formen ist ein zunehmend häufig auftretendes Übel, was nicht nur auf das höhere Lebensalter der Menschen heute zurückzuführen ist. Von Taurin weiß man, dass es zu mehr Klarheit und Leistungsfähigkeit der Gehirnfunktionen führt. Von daher besteht berechtigte Hoffnung auf Hilfe durch dieses Mittel. Weitere Forschung hierzu wäre wünschenswert.

Noch eine ganz neue Krankheit gibt es, bei der Hoffnung auf Taurin ruht: Long Covid. Bislang mühen sich die Ärzte ab, überhaupt erst einmal eine annähernd verlässliche Beschreibung der Symptome dieser rätselhaften Krankheit zu bekommen. Das Problem liegt darin, dass die Symptome häufig wechseln und in immer

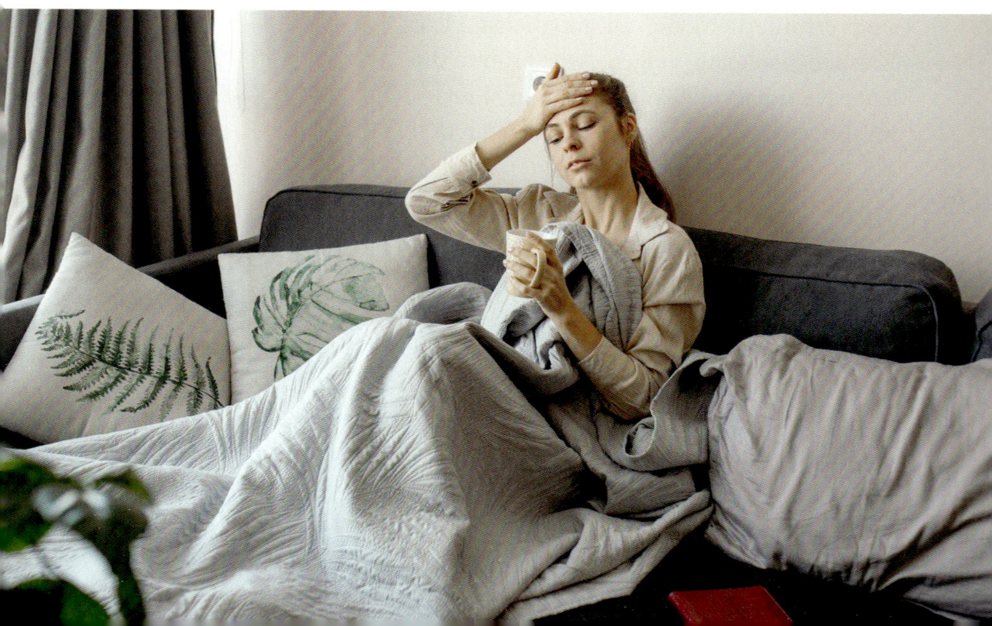

wieder anderen Kombinationen auftreten. Darüber, wie Long Covid behandelt werden kann, besteht noch Unklarheit. Taurin mit seiner Fähigkeit, die allgemein zu Verfügung stehende Lebenskraft zu verstärken, kann hier möglicherweise gute Hilfe leisten. Auch dazu werden weitere Ergebnisse aus der Wissenschaft benötigt. Die Taurinforschung ist eine Langzeitbaustelle, auf der noch viel Arbeit wartet. Aber auch viel Hoffnung!

Künftige Studien müssten über 20 Jahre und länger durchgeführt werden. Sie werden kostspielig sein und Geduld erfordern. Der in Aussicht stehende Ruhm wird eher bescheiden sein. Patente und einträgliche Medikamente sind kaum zu erwarten. Aber die Menschen brauchen jetzt Hilfe bei chronischen Alterserkrankungen und bei ihrem Wunsch nach einem langen, erfüllten Lebensabend. Und sie können erwarten, dass ihnen das Wissen um sämtliche verfügbaren Nahrungsergänzungsmittel zur Verfügung gestellt wird, wenn von diesen Mitteln nachweisbar keinerlei Schaden ausgeht. Für Taurin trifft das auf jeden Fall ohne Einschränkung zu.

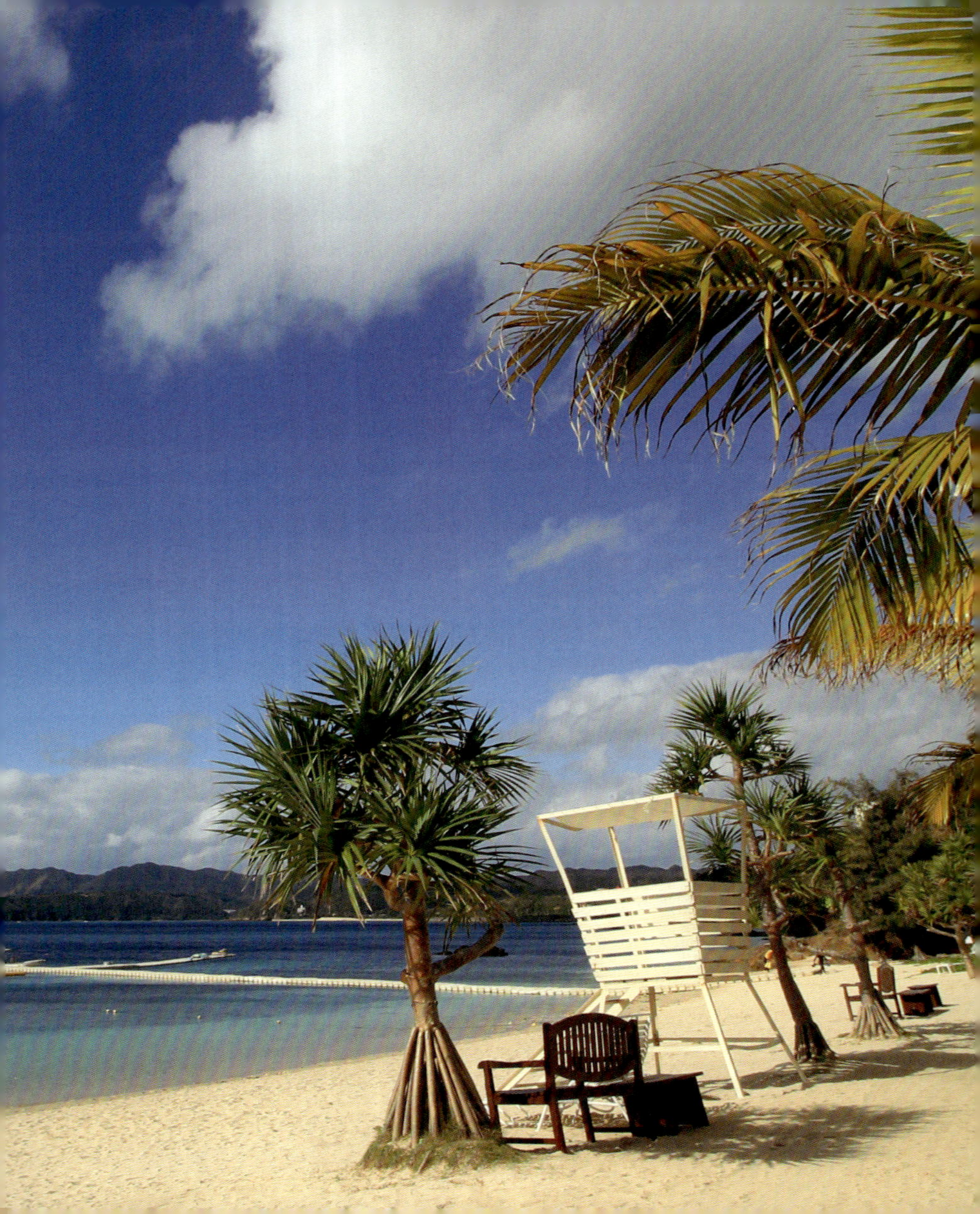

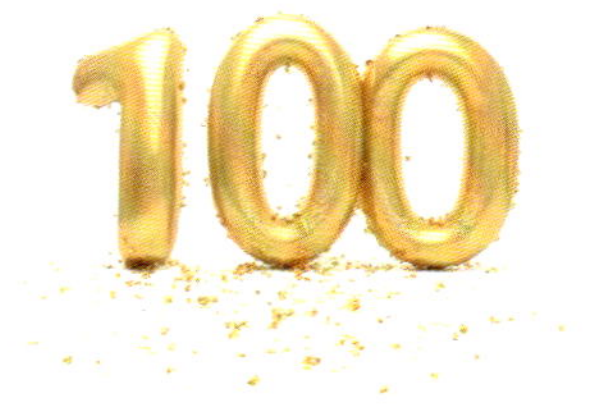

KAPITEL 15

DAS GEHEIMNIS DER HUNDERTJÄHRIGEN AUF OKINAWA

Taurin allein kann doch nicht alles sein! Wie sind denn die Menschen an etlichen Orten der Welt 100 Jahre alt geworden, ohne Taurin überhaupt zu kennen? Das Journalistenehepaar Samiha Shafy und Klaus Brinkbäumer ist dieser Frage nachgegangen. Beide Autoren haben eine Reise rund um die Welt angetreten, um den Ursachen der Langlebigkeit auf die Spur zu kommen. Sie sind nach Sardinien, nach Okinawa in Japan und nach Loma Linda in Kalifornien gereist. Dort und an weiteren für Langlebigkeit bekannten Orten der Welt haben sie nach dem Geheimnis der Hundertjährigen gesucht. Sie fanden viele Antworten. Aber nicht die eine allein Gültige.[49] Die Sache scheint komplizierter zu sein.

---

49 Brinkbäumer, K.; Shafy, S., 2019.

Langlebigkeit kommt an bestimmten Orten besonders häufig vor. Zu den berühmtesten zählt die japanische Insel Okinawa. Samiha Shafy und Klaus Brinkbäumer haben Interviews mit einheimischen Hundertjährigen geführt und sich mit einer Gruppe von drei Forschern unterhalten, die dort 25 Jahre lang 600 Hundertjährige begleitet, untersucht, befragt und getestet haben. In ihrer berühmten Studie aus dem Jahr 2004 kommen die Forscher mit großer Bestimmtheit zu dem Ergebnis: Zu einem Drittel sind es die Gene, die zu all den Krankheiten des verfrühten Alters führen. Aber zu zwei Dritteln liegt es an unserem Verhalten.[50]

In ihrer Studie zeigen Craig Willcox und sein Team folgende Ursachen für die Langlebigkeit auf der Insel Okinawa auf:[51]

- Die Menschen auf Okinawa bleiben bis ins hohe Alter geistig hellwach. Das liegt einerseits am guten Zustand ihrer Blutgefäße. Er fördert die Durchblutung des Gehirns. Hinzu kommt die günstige Ernährung, die für Energie, Antrieb und Neugier sorgt. Auch gehen die Menschen auf der Insel der Langlebigen nicht in Rente, steigen also nicht aus ihrem aktiven Leben aus. Stattdessen lernen sie ihr Leben lang, weil sie in immer wieder neuen Situationen gefordert sind – eine gute Voraussetzung, um dauerhaft jung zu bleiben.
- Die Menschen auf Okinawa erkranken weit seltener an hormonabhängigen Krebsarten wie Brust- oder Prostatakrebs. Auch Eierstock- und Darmkrebs kommen deutlich seltener vor. Die Ursachen dafür sehen die Forscher vor allem in einer

50 Willcox, B. J. D., 2001.

51 Willcox, B. J. D. et al., 2001; Brinkbäumer, K.; Shafy, S., 2019.

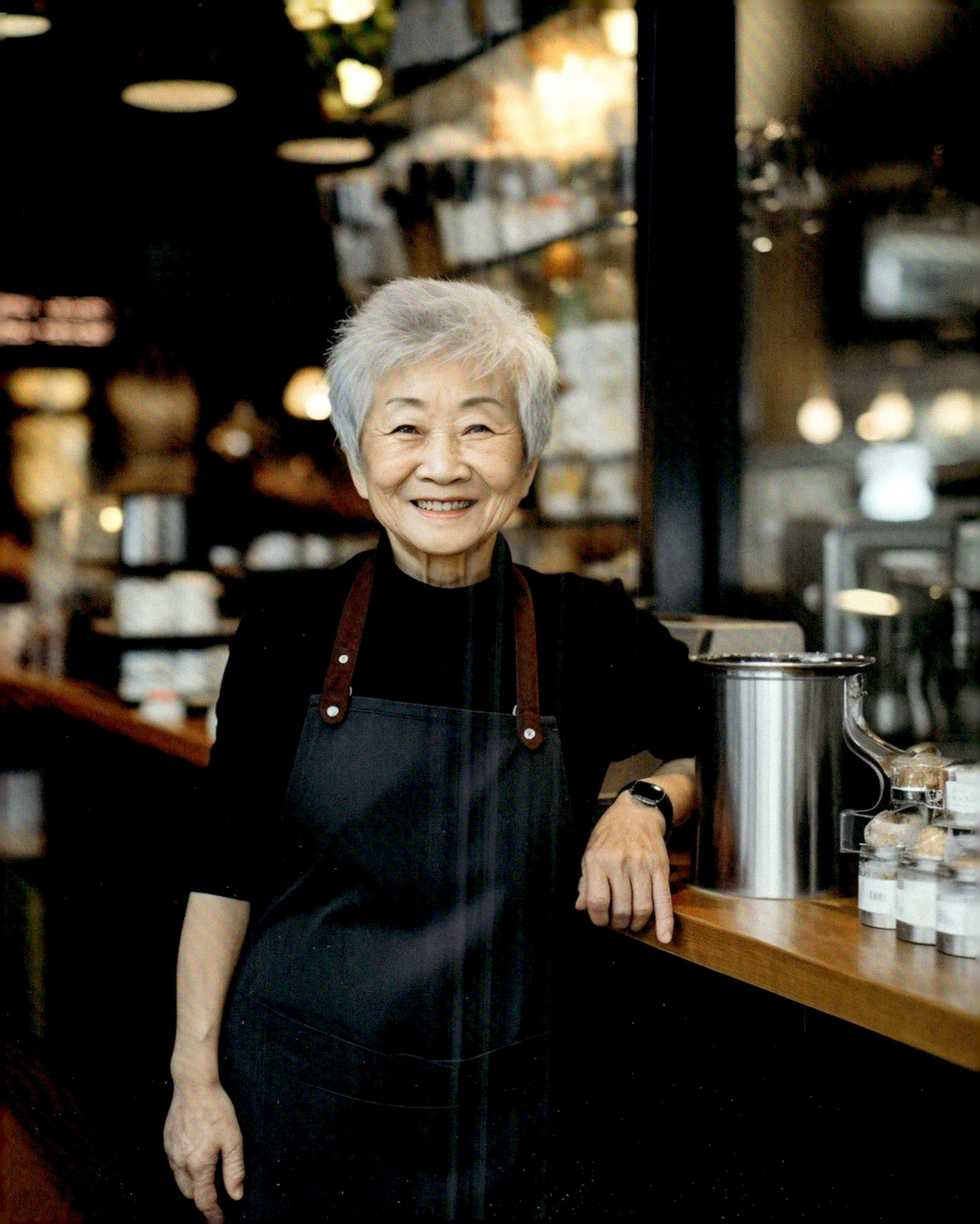

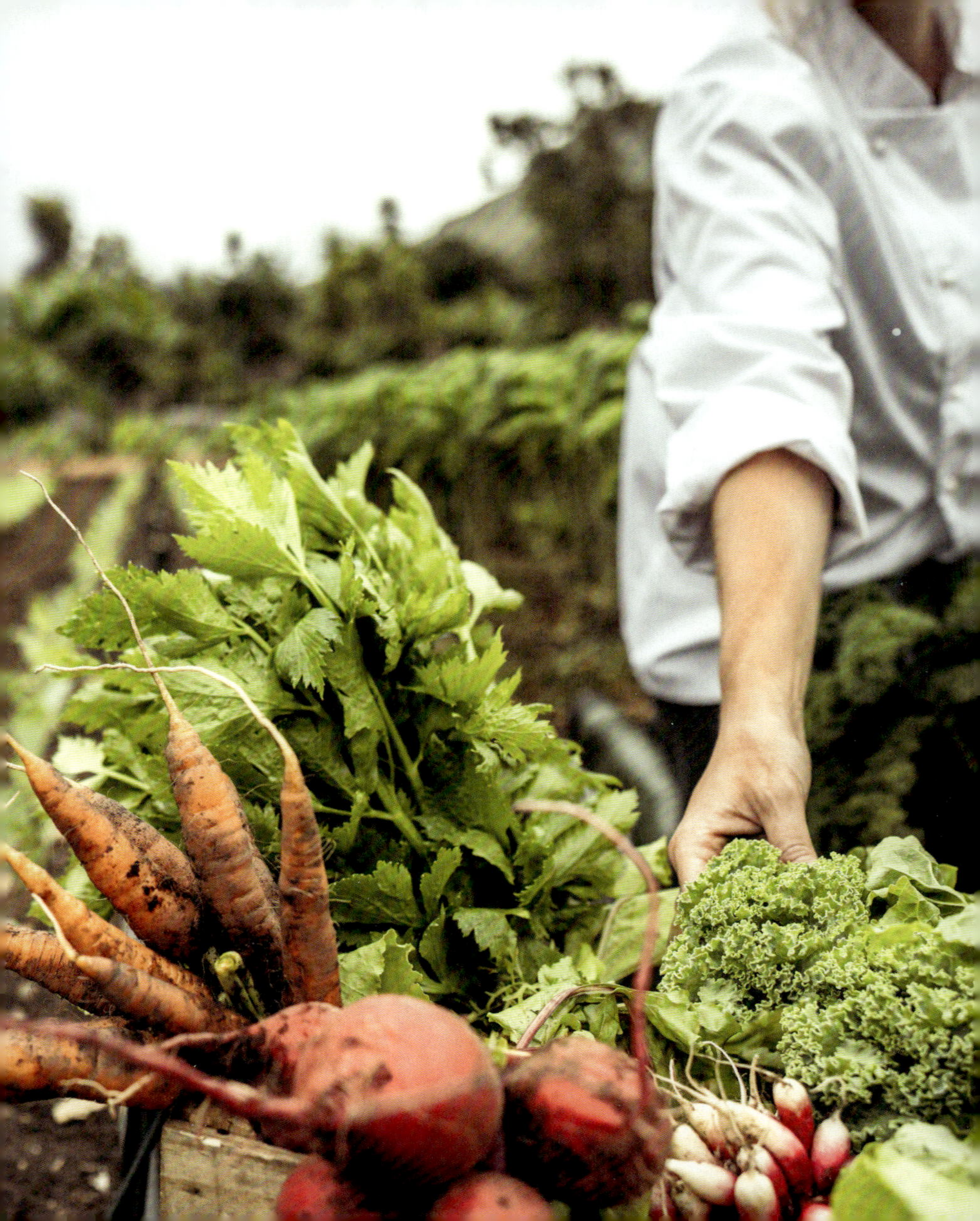

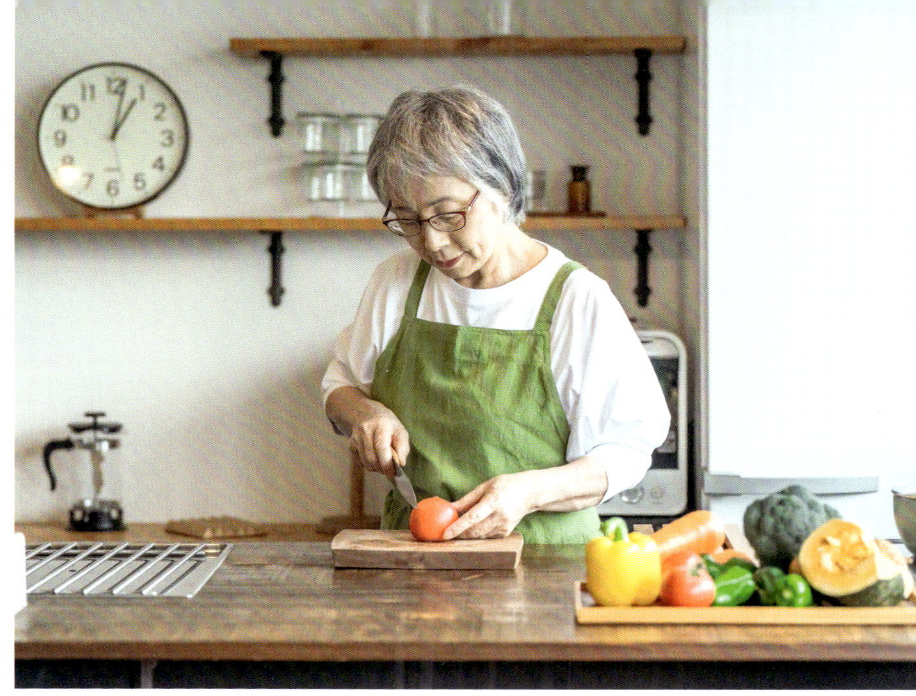

Kombination aus Bewegung, Sport sowie einer kalorienarmen Ernährung mit wenig und gesunden Fetten wie Olivenöl, dafür reichlich Soja, Obst, Gemüse und Fisch. Rotes oder verarbeitetes Fleisch wird gemieden, ebenso Produkte aus Weißmehl. Stattdessen bevorzugt man Haferflocken. Auch auf Alkohol und Tabak wird weitestgehend verzichtet.

- Die Menschen auf Okinawa haben »saubere«, also jung gebliebene Arterien. Ihr Cholesterinspiegel und ihr Blutdruck sind allgemein niedrig (unter 120/80). Eine gesunde Ernährung, viel Bewegung, wenig Alkohol, Nichtrauchen und eine psychisch-spirituelle Lebensweise, die Stress kaum aufkommen lässt, führen zu freien, gesunden Arterien.

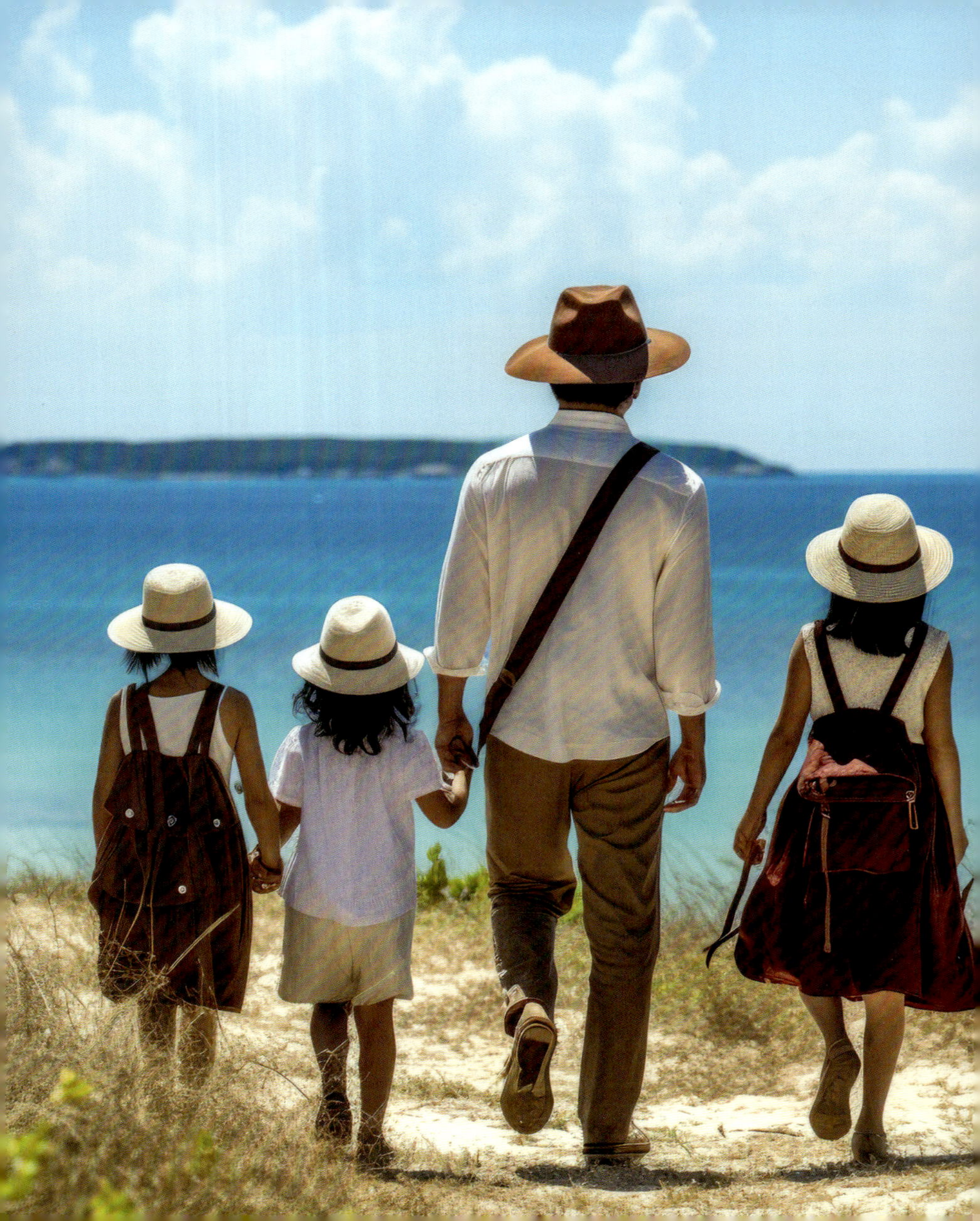

- Die Menschen auf Okinawa haben robuste, starke Knochen. Ihr Risiko, sich im Alter einen Oberschenkelhalsbruch zuzuziehen, ist deshalb nur halb so groß wie in Nordamerika. Verantwortlich ist wieder die Lebensführung mit viel Bewegung und eine geeignete Ernährungsweise mit Flavonoiden, wie sie reichhaltig in Moos, Soja und Pflanzensamen enthalten sind, aber auch in westlichem Gemüse wie Tomaten und Zwiebeln vorkommen. Reichlich Mineralstoffe aus Pflanzennahrung und Vitamin D durch den Aufenthalt an der frischen Luft schaffen optimale Voraussetzungen für die Gesundheit der Knochen.
- Die Menschen auf Okinawa sind psychisch gesünder als andere vergleichbare Gruppen. Bei Tests erreichten sie niedrigere Stresswerte, die typischerweise bei Überforderungen auftreten. Äußerst hohe Werte dagegen erzielten sie, wenn es um Selbstvertrauen und Gelassenheit ging. Sie neigen dazu, optimistisch, humorvoll und neugierig zu sein. Verantwortlich dafür ist vor allem ihre Lebensweise: ein erfüllter, aber nicht übervoll gepackter Tag, immer wieder neue Aufgaben und vor allem das Pflegen eines Familien- und Freundeskreises. Ihre Lebensweise führt zu einem hohen Level an verfügbarer Lebensenergie, die man in Japan als Qi bezeichnet.
- Die Frauen auf Okinawa leiden kaum unter der Menopause. Hormontherapien, beispielsweise durch Östrogentabletten, sind dort nicht üblich. Hitzewallungen, Schweißausbrüche, Brüche des Hüftgelenks oder Herzbeschwerden kennt man kaum. Das liegt nach Ansicht der Forscher vor allem an der Ernährung mit Sojaprodukten, am Tanzen, Wandern und Gärtnern, vor allem aber am Verzicht auf das Rauchen.

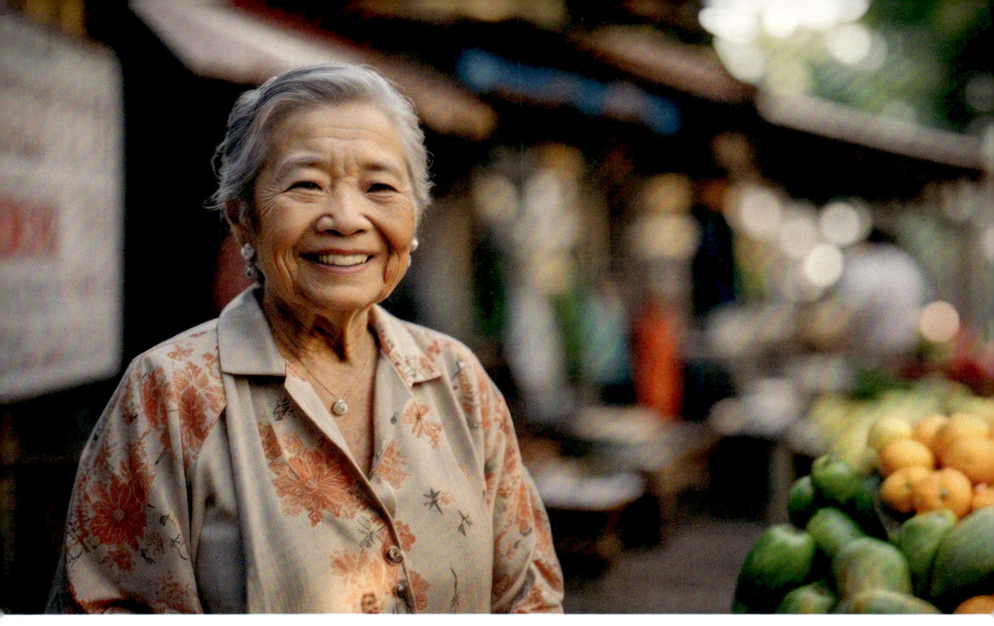

- Die Menschen von Okinawa produzieren mehr Sexualhormone als vergleichbare Bevölkerungsgruppen Nordamerikas. Ihr Körper bleibt länger jung. Die Gründe sind auch hier, wie zu erwarten: reichlich Bewegung, wenig Kalorien, der Verzehr von viel und abwechslungsreichem Gemüse.
- Die Alten auf Okinawa produzieren weniger freie Radikale als die jungen Menschen dort. Freie Radikale sind kurzlebige Zellfragmente, die den Alterungsprozess beschleunigen. Die Zellen unseres Körpers selbst sind in der Lage, Substanzen zu bilden, die freie Radikale unschädlich machen können. Diese Aufgabe erfüllen sie am besten, wenn sie mit wenig Kalorien, viel Soja, Kräutern und Antioxidantien ernährt werden, wie sie in Brokkoli, Obst, Wildpflanzen, Nüssen und naturbelassenem Olivenöl enthalten sind.

Seit der Veröffentlichung der Okinawastudie sind mehr als 2 Jahrzehnte vergangen. Die jungen Menschen auf Okinawa leben inzwischen anders als die älteren Generationen. Sie ernähren sich öfter von Fast Food, trinken mehr Alkohol, rauchen und pflegen verstärkt den typisch westlichen Lebensstil. Ob sie dennoch das sehr lange Leben ihrer Vorfahren erreichen oder gar übertreffen werden, kann im Augenblick niemand sicher vorhersagen. Insofern bildet die Okinawastudie inzwischen nicht mehr die Realität ab. Sie wurde zu einem historischen Modell, das zeigt: So könnten Menschen unter annähernd idealen Umständen sehr alt werden.

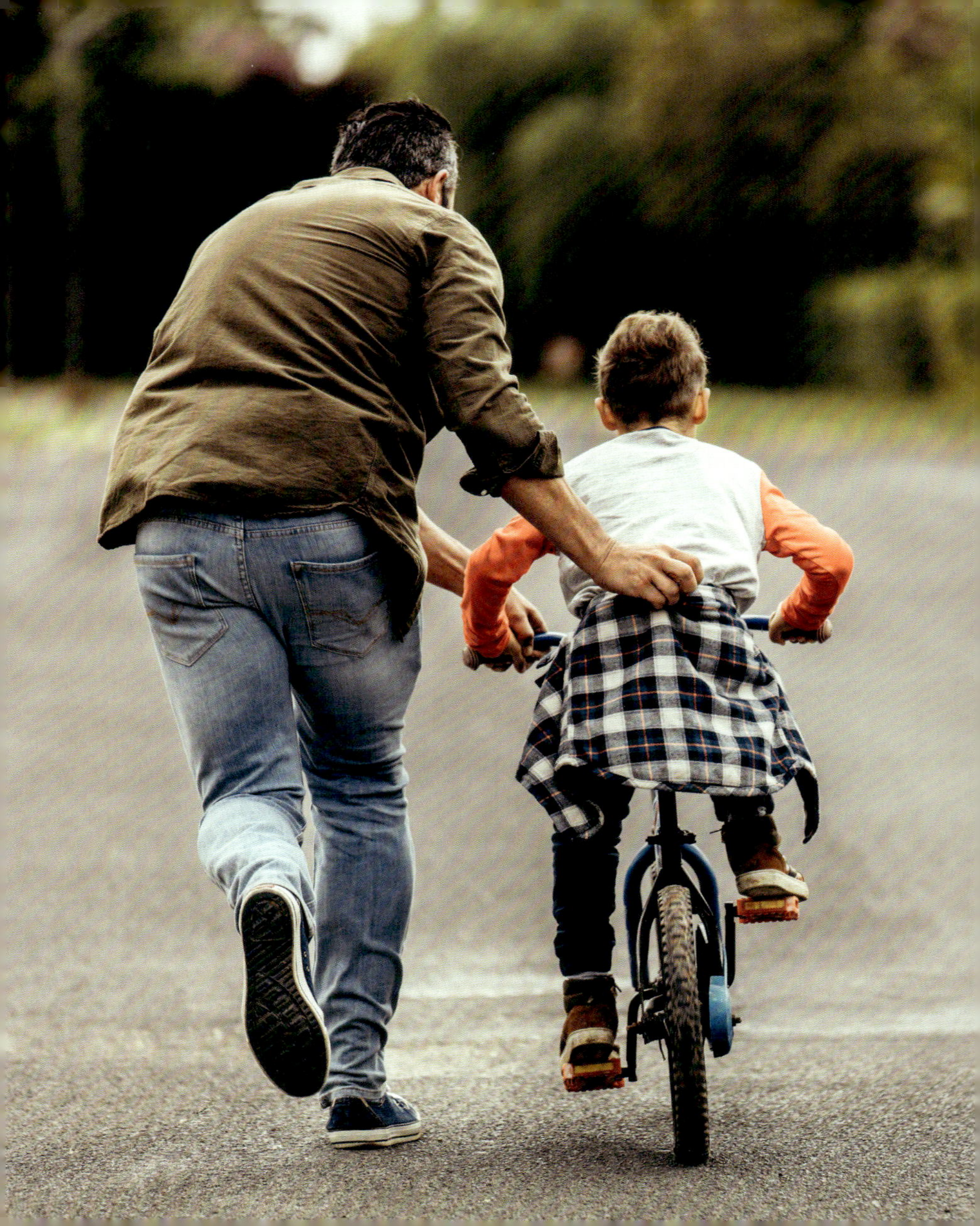

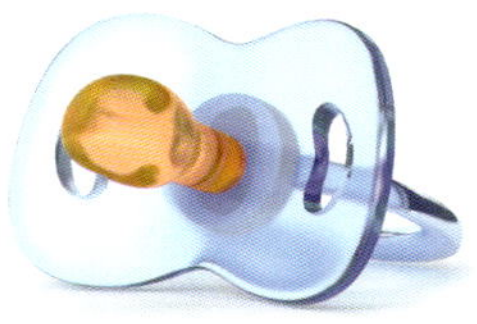

KAPITEL 16

FÜR EINEN GUTEN START IN EIN LANGES UND GESUNDES LEBEN

Viele Bedingungen müssen zusammenkommen, damit der Start in ein gutes, sehr langes, bis ins Alter beschwerdefreies Leben gelingt. Taurin allein schafft optimale Voraussetzungen für ein gesundes Leben. Dazu, es wirklich zu leben, gehört aber mehr.

Doch was macht ein erfülltes, gelingendes, gutes Leben aus? Wann lohnt es, alt zu werden? Die Vorstellungen darüber, wie es möglich ist, sinnvoll alt zu werden, gehen weit auseinander. Ewig leben wollen die allerwenigsten. Oder mindestens noch 200 Jahre? Auch das ist für viele zu abstrakt und nur schwer vorstellbar. Möglicherweise haben sie Angst davor, sich irgendwann zu langweilen oder einsam in einer ihnen fremd gewordenen Welt leben zu müssen. Die meisten Menschen bevorzugen das Bekannte, das sie sich leicht vorstellen können: Mit 95 noch zu erleben, wie die En-

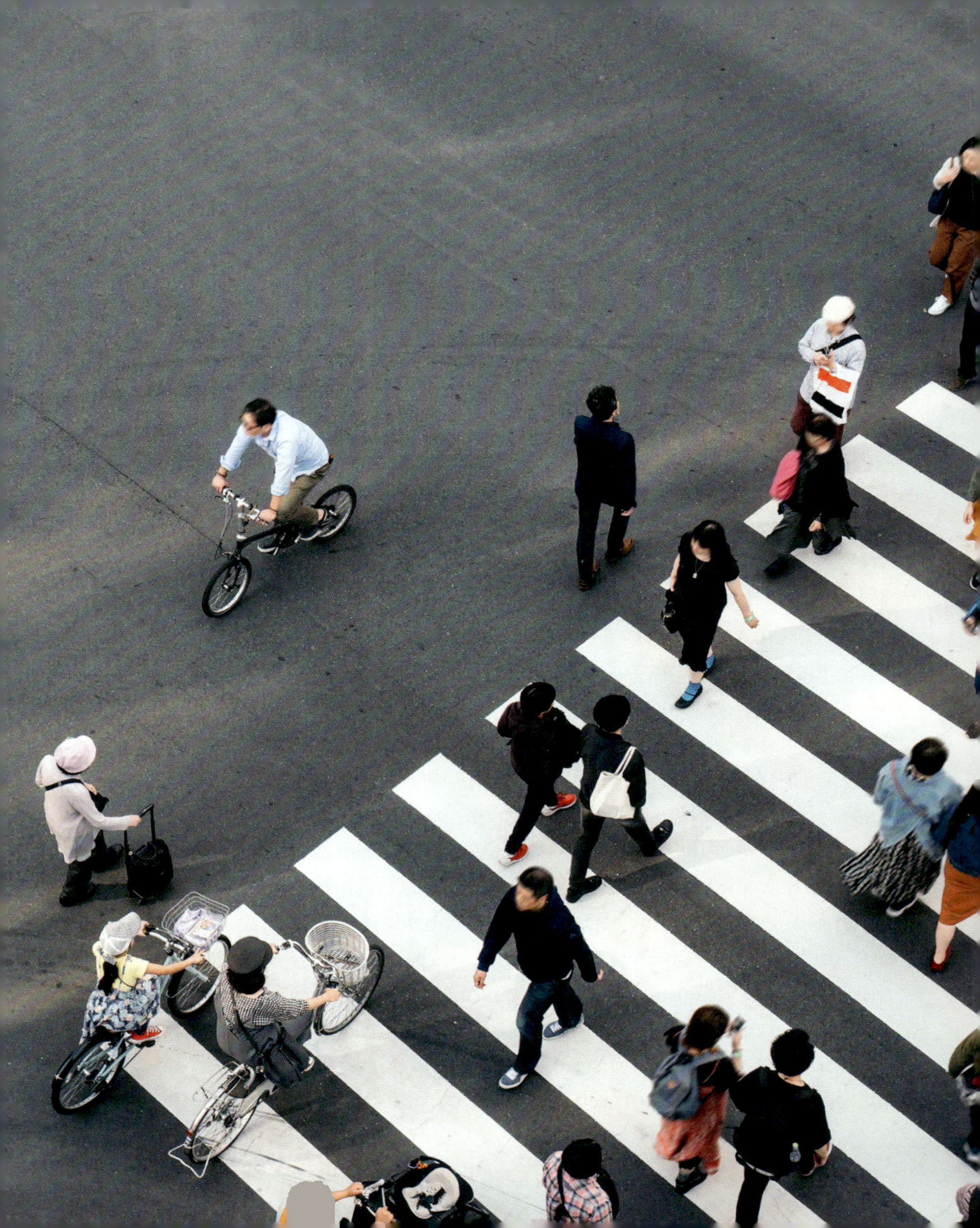

kel ihren Weg machen. Vielleicht noch die Geburt eines Urenkels mitzuerleben. Das sind ihre konkreten Wünsche. Dafür würden sie, wie Umfragen zeigen, gern 100 werden, älter aber eher nicht.[52]

In Japan liegt die durchschnittliche Lebensdauer derzeit bei 85 Jahren. Selbst ohne Taurineinsatz kann sich die Lebenserwartung noch einmal um rund 13 Jahre steigern, wenn man das Altern als Entwicklungschance begreift und ihm bei entsprechender Lebensführung mit einer positiven Einstellung begegnet. Zu diesem Ergebnis kommt die Professorin für Präventionsforschung Susanne Wurm an der Universität Greifswald in einer Langzeitstudie im Jahr 2022. Schon 20 Jahre zuvor hatte die US-Psychologieprofessorin Becca Levy an der Yale University, ebenfalls in einer Langzeitstudie, herausgefunden: Menschen mit einer positiven Selbstwahrnehmung des Alterns leben gesünder und im Schnitt mehr als 7 Jahre länger als Menschen mit negativer Sichtweise.[53]

Der Schub an gesunder Lebensverlängerung, den Taurin auslösen wird, ist bei all diesen Prognosen natürlich noch nicht mitberücksichtigt. Er wird zusätzliche Lebenskraft mobilisieren und die Menschen weiter voranbringen auf ihrem Weg in ein gutes, sehr langes, bis ins hohe Alter gesundes und oftmals lustiges Leben.

---

52 Schmitt, S., 2023; Ramge, T., 2023.

53 Bleuel, N., 2023.

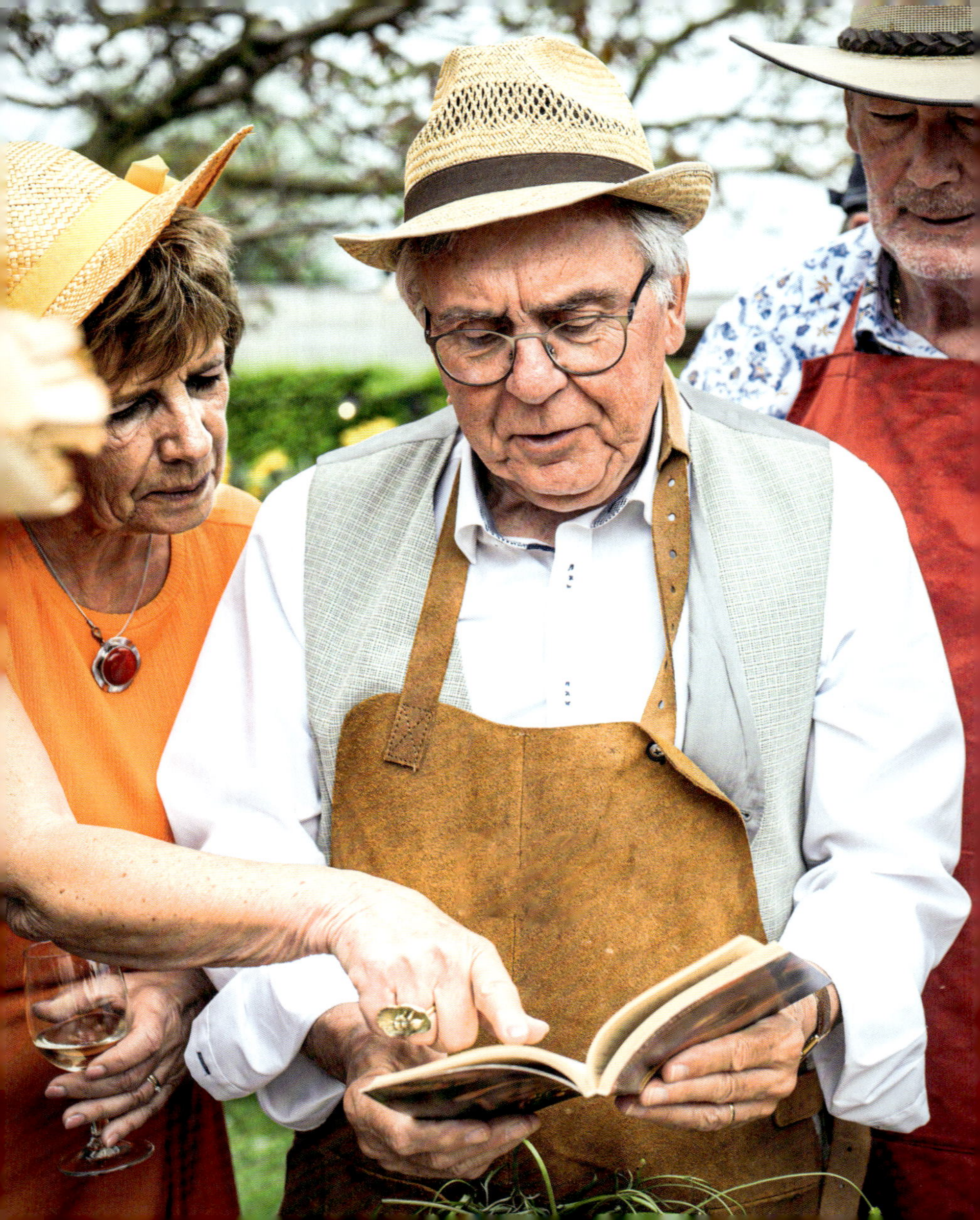

QUELLENVERZEICHNIS

Abebe, W.; Mozaffari, M. S.: »Role of taurine in the vasculature: an overview of experimental and human studies«. *Am J Cardiovasc Dis.,* 2011; 1(3): 293–311.

Ahmadian, M.; Roshan, V. D.; Aslani, E. et al.: »Taurine supplementation has anti-atherogenic and anti-inflammatory effects before and after incremental exercise in heartfailure«. *Ther Adv Cardiovasc Dis.,* 2017; 11(7): 185–194.

Bahnsen U.: »Ein Zusatzstoff aus Energydrinks könnte das Altern bremsen«. *Zeit online,* 08. Juni 2023: *https://www.zeit.de/gesundheit/2023-06/taurin-energy-drinks-zusatzstoff-alterung* (abgerufen: 08. 08. 2023).

Blanchflower, D.: »Is Happiness U-shaped Everywhere? Age and Subjective Wellbeing in 132 Countries«. Working Paper No. #26641, 2020. Cambridge, MA: National Bureau of Economic Research.

Bleuel, N.: »Warum fühlen wir uns jünger als wir sind?«, *Die Zeit,* 17. Mai 2023; S. 62f.

Böhm, K.; Tesch-Römer, C.; Ziese T.: »Gesundheit und Krankheit im Alter«. Robert Koch-Institut, Berlin 2009.

Brinkbäumer, K.,;Shafy, S.: *Das kluge, lustige, gesunde, ungebremste, glückliche, sehr lange Leben. Die Weisheit der Hundertjährigen. Eine Weltreise.* Frankfurt am Main 2019.

Brozoski, T. J.; Caspary, D. M.; Bauer, C. A. et al.: »The effect of supplemental dietary taurine on tinnitus and auditory discrimination in an animal model«. *Hear Res.,* 2010; 270(1–2): 71–80.

Chen, C.; Xie, S.; He, J. et al.: »Roles of taurine in cognitive functions of physiology, pathologies and toxication«. *Life Sci.,* 16. August 2019; 231: 116584.

Curran, C. P.; Marczinski, C. A.: »Taurine, caffeine, and Energydrinks: Reviewing the risks to the adolescent brain«. *Birth Defects Res.,* 1. Dezember 2017; 109(20): 1640–1648.

Davis, W., Brodersen, I.: *Weizenwampe: Warum Weizen dick und krank macht.* München 2013.

Douwes, F. R.: »Taurin: Hoffnung bei neurologischen Erkrankungen«. 2016; *https://www.klinik-st-georg.de/taurin-hoffnung-bei-neurologischen-erkrankungen/* (abgerufen: 11. August 2023).

Duszka, K.: »Versatile Triad Alliance: Bile Acid, Taurine and Microbiota«. *Cells.,* 29. Juli 2022; 11(15): 2337.

Franconi, F.; Loizzo, A.; Ghirlanda, G. et al.: »Taurine supplementation and diabetes mellitus«. *Curr Opin Clin Nutr Metabol Care.,* Januar 2006; 9(1): 32–6.

Fraser, G. E.: »Vegetarian diets: what do we know of their effects on common chronic diseases?«. *Am J Clin Nutr.,* 2009; 89(5): 1607S–1612S.

Friedrichsen, H. P.: *Zeitschrift für Orthomolekulare Medizin,* 2020. 18(02): 1.

Friedrichsen, H. P.: »Taurin – essentieller Baustein für die Gesundheit«. *Zeitschrift für Orthomolekulare Medizin,* Ausgabe 03/2015.

Gao, R.; Bae, M. A. et al.: »Effects of Dietary Taurine Supplementation on Blood and Urine Concentrations in the Elderly Women with Dementia«. *Adv Exp Med Biol.,* 2019; 1155: 231–238.

Greger, M.: *How not do die. Entdecken Sie Nahrungsmittel, die Ihr Leben verlängern und bewiesenermaßen Krankheiten vorbeugen und heilen.* Kandern 2016.

Harnisch, G.: *Das große Jungbrunnenprogramm. Lebenskraft für hundert Jahre.* Bietigheim 2006

Harnisch, G.: *Endlich gut drauf! Wie Sie Ihre Glückshormone natürlich anregen – für mehr Lebensfreude, Wohlbefinden und Energie.* Murnau a. Staffelsee 2014.

Hayes, K. C.: »Nutritional problems in cats; taurine deficiency and vitamin A excess«. *Can Vet J.,* 23. Januar 1982; (1): 2–5.

Jee, S. H., Ohrr, H.; Sull, J. W. et al.: »Fasting serum glucose level and cancer risk in Korean men and women«. *JAMA,* 12. Januar 2005; 293(2): 194–202.

Kunze, N.; Beck, D.: »Taurin lässt Nager länger leben«. *https://www.tagesschau.de/wissen/gesundheit/taurin-100.html,* 18. Juni 2023 (abgerufen: 09. August 2023).

Kurtz, J. A.; Van Dusseldorp, T. A.; Doyle J. A. et al.: »Taurine in sports and exercise«. *J Int Soc Sports Nutr.,* 26. Mai 2021; 18(1): 39.

Lambert, I. H.; Kristensen, D. M.; Holm, J. B. et al.: »Physiological role of taurine – from organism to organelle«. *Acta Physiol.,* Januar 2015; 213(1): 191–212.

McCarty, M. F.: »A taurine-supplemented vegan diet may blunt the contribution of neurophil activation to acute coronary events«. *Med Hypotheses.,* 2004; 63(3): 419–25.

Militante, J. D.; Lombardini, J. B.: »Treatment of hypertension with oral taurine: experimental and clinical studies«. *Amino Acids.*, 2002; 23(4): 381–93.

Murakami, S.: »Taurine and Atherosclerosis«. *Amino Acids.*, Januar 2024; 46(1): 73–80.

Ornish, D.: »Intensive Lifestyle changes and health reform«. *Lancet Oncol.*, 2009; 10(7): 638–9.

Rahman, M. M.; Park, H. M.; Kim, S. J. et al.: »Taurine prevents hypertension and increases exercise capacity in rats with fructose-induced hypertension«. *Am J Hypertens.*, Mai 2011; 24(5): 574–81.

Ramge, T.: *Wollt ihr ewig leben? – Vom Fluch der Unsterblichkeit und Segen der Biotechnologie.* Stuttgart 2023.

Rehberg, C.: »Taurin: Wirkung und Anwendung«. *Zentrum der Gesundheit*, 21. Juli 2023: *https://www.zentrum-der-gesundheit.de/ernaehrung/nahrungsergaenzung/weitere-nahrungsergaenzungsmittel/taurin* (aufgerufen: 28. August 2023).

Schmitt, S.: »Frisch gelesen. Ein Buch fürs längere Leben«. *Die Zeit*, 17. Mai 2023, S. 21.

Seidel, U.; Rimbach, G.: Institut für Humanernährung und Lebensmittelkunde, Abteilung Lebensmittelwissenschaft, Christian-Albrechts-Universität Kiel, Schriftenreihe der Agrar- und Ernährungswissenschaftlichen Fakultät der Universität Kiel. In Heft 125, *Taurin in Lebensmitteln – vom Molekül zur biologischen Wirkung* (2018).

Shao, A.; Hathcock, J. N.: »Risk assessment for the amino acids taurine, L-glutamine and L-arginine«. *Regut Toxical Pharmacol.*, April 2008; 50(3): 376–99.

Singh, P.; Gollapalli, K.; Mangiola, S. et al.: »Taurine deficiency as a driver of aging«. *Science*, 09. Juni 2023; Vol. 380, Issue 6649: *https://www.science.org/doi/10.1126/science.abn9257* (abgerufen: 07.07.2023).

Stuerenburg, H. J.; Stangneth, B.; Schoser, B.: »Age related profiles of free amino acids in human skeletal muscle«. *Neuro Endocrinology Lett.*, Februar–April 2006; 27(1–2): 133–6.

Suárez, L. M.; Muñoz, M.-D.; Del Río R. M. et al.: »Taurine content in different brain structures during ageing: effect on hippocampal synaptic plasticity«. *Amino Acids.*, Mai 2016; 48(5): 1199–208.

Takashi, I.; Schaffer, S. W.; Azuma, J.. »The potential usefullness of taurine on diabetes mellitus and its complications«. *Amino Acids.*, 2012; 42(5): 1529–1539.

Tao, Y.; He, M.; Yang, Q. et al.: »Systemic taurine treatment provides neuroprotection against retinal photoreceptor degeneration and visual function impairments«. *Drug Des Devel Ther.*, 2019; 13: 2689–2702.

Voelpel, S.: *Die Jungbrunnenformel. Wie wir bis ins hohe Alter gesund bleiben.* Hamburg 2020.

Waldron, M.; Patterson, S. D.; Tallent, J. et al.: »The Effects of an Oral Taurine Dose and Supplementation Period on Endurance Exercise Performance in Humans: A Meta-Analysis«. *Sports Med.,* Mai 2018; 48(5): 1247–1253.

Wen, C.; Li, F.; Zhang, L. et al.: »Taurine is involved in Energy Metabolism in Muscles, Adipose Tissue, and the Liver«. *Mol Nutr Food Res.,* Januar 2019; 63(2): e1800536.

Willcox, B. J. D.; Willcox, C.; Suzuki, M.: *The Okinawa Diet Plane: Get leaner, live longer, and never feel hungry.* New York City 2004.

Willcox, B. J. D.; Willcox, C.; Suzuki, M.: *The Okinawa Program – how the world's longest-lived people achieve everlasting health, and how you can too.* New York City 2001.

Quellen ohne Verfassernamen

FeelGoodPal: »Was ist Taurin? Vorteile, Nebenwirkungen und mehr«: *https://feelgoodpal.com/de/blog/taurine* (abgerufen: 09.08 2023).

Focus online: »Taurin als Pille für ein langes Leben? Das steckt dahinter«. *https://www.focus.de/gesundheit/longevity/steckt-in-energydrinks-taurin-als-pille-fuer-ein-langes-leben-das-steckt-dahinter_id_196224768.html* (abgerufen: 02.08.2023).

Informationsdienst Wissenschaft: »Studie: Einnahme von Taurin verzögert Alterung im Tierversuch«: *https://idw-online.de/de/news815767* (abgerufen: 20.07.2023).

MDR Wissen: »Energydrinks. Studie: Nahrungsergänzung mit Taurin verlängert Leben – zumindest von Mäusen und Affen«. 11.07.2023: *https://www.mdr.de/wissen/laenger-leben-forschung-taurin-tierversuch-energy-drink100.html* (abgerufen: 09.08.2023).

Pressemitteilungen der Technischen Universität München: *https://www.tum.de/aktuelles/alle-meldungen/pressemitteilungen/details/studie-einnahme-von-taurin-verzoegert-alterung* (abgerufen: 04.08.2023).

Science Media Center Germany: »Taurin als Pille für Langlebigkeit?«: *https://www.sciencemediacenter.de/alle-angebote/research-in-context/details/news/taurin-als-pille-fuer-langlebigkeit/* (abgerufen: 19.07.2023).

Vitamin Express: »Taurin – unverzichtbar für die Gesundheit, Wirkung, Überdosierung, Dosierung, Nebenwirkungen«, 03. August 2023: *https://www.vitaminexpress.org/de/taurin* (abgerufen: 10.08.2023).

Bildnachweis

Adobe Stock: C Davids/peopleimages.com(4), Eugeniusz Dudziński(7), Svitlana(8), Lucky Dragon(10), Andrii Zastrozhnov(11), Victor Kolduno(12), Imagepocket(14), K Abrahams/peopleimages.com(16), Casimiro(18), GEMES (20), Eugeniusz Dudziński(22), SciePro(23), kegfire(24), natatravel(25), filin174 (27), rawpixel.com(29), Halfpoint(30), weerapat1003(33), N F/peopleimages.com(33), Vladimir Polikarpov(33), Wesley JvR/peopleimages.com(34), GoSlow (35), SasinParaksa(36), Maksym Povozniuk(38), eyetronic(39), KMPZZZ(40), F16-ISO100(41), New Africa(42), Axel Kock(43), Deidre(44), Oksana Nosova(45), Tom(46), pikovit(47), Robert Kneschke(48), Jocky(49), nsit0108(51), Christoph Burgstedt(52), Photographee.eu(53), Robert Kneschke(54), britta 60(57), Peakstock(59), Andrea Danti(60), Proxima Studio(62), Nina/peopleimages.com(65), HandmadePictures(66), Алексей Коза(68), SVIATOSLAV(69), DragonImages(70), Art_Photo(72), Alena Ozerova(74), BGStock72(76), Sea Wave (77), Uuganbayar(78), New Africa(80), Dmitriy Kazitsyn(81), New Africa (82), pavel1964(84), zhekkka(86), sveta(87), BGStock72(88), pikselstock(90), PrimeMockup(91), Fabio(92), Elnur(94), SOLOTU(96), kitti (98), insta_photos (99), Davide Angelini(100), 9dreamstudio(101), Fabio(103), Prostock-studio (104), Coosh448(105), Zamrznuti tonovi(106), peopleimages.com(108), saulich 84(110), domnitsky(111), Nicholas Felix/peopleimages.com(112), perevalovalexey(114), Volodymyr(116), Farinoza(117), Pixel-Shot(118), Rido(120), stveak (121), Maria(122), apon(124), Andrii(125), YasumiHouse(126), Jacob Lund (128), buritora(129), SOL(130), cobaltstock(132), Jacob Lund(134), CREATIVE STOCK(135), VTT Studio(138), MandriaPix(138)

Wikipedia: *https://de.wikipedia.org/wiki/Taurin#/media/Datei:Taurine.svg*(19)

Kopp-Verlag: (111)

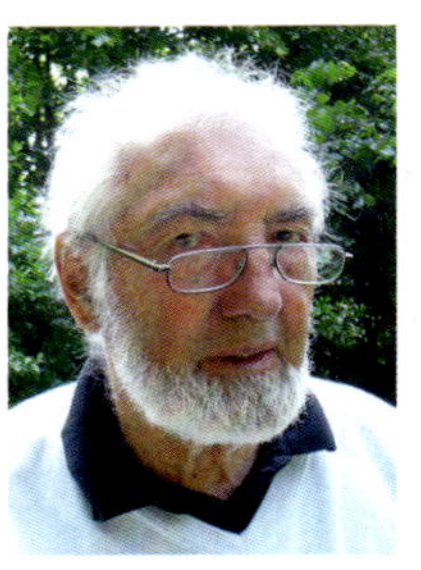

Der Autor

Dr. Günter Harnisch ist langjähriger Leiter des »Arbeitskreis: gesund leben«. Der Autor, Jurist und Psychologe gilt als Experte auf dem Gebiet der Volksheilkunde. Einer seiner Tätigkeitsschwerpunkte liegt in der Erforschung und Erprobung alter, neu entdeckter Naturheilmethoden. Günter Harnisch hat bisher mehr als vierzig Bücher über gesunde Lebensführung und natürliche Heilung veröffentlicht. Viele davon sind international erfolgreich. Er lebt auf einem Bauernhof im Münsterland und auf einer friesischen Insel.

Weitere Bücher des Autors zum Thema »Gesund leben«:

- *Alternative Heilmittel für die Seele. Selbsthilfe bei depressiven Verstimmungen, Schlafstörungen und nervöser Erschöpfung.* Hannover 2010.
- *Chinesische Heilmittel für ein langes Leben. Ling Zhi Pilz, Jiaogulan, Ginseng.* Schiedlberg 2010.
- *Cystus. Gesundheit und Schönheit aus der griechischen Wildpflanze.* Bietigheim 2011.
- *Das große Jungbrunnenprogramm. Lebenskraft für hundert Jahre.* Bietigheim 2006.
- *Die Chinesische Heillampe. Ein Lebensenergie-Spender nach der Traditionellen Chinesischen Medizin.* Schiedlberg 2013.
- *Elektroakupunktur für den Hausgebrauch und für die therapeutische Praxis.* Bietigheim 2020.
- *Endlich gut drauf! Wie Sie Ihre Glückshormone natürlich anregen – für mehr Lebensfreude, Wohlbefinden und Energie.* Murnau a. Staffelsee 2014.
- *Heilströmen: Fit mit der Energie unserer Hände. Einfache Hilfe zur Selbsthilfe.* Schiedlberg 2017.
- *Selbstheilung mit der Akupressurmatte. Geheimtipp für Rücken- und Stressgeplagte.* Schiedlberg 2013.